CURACIÓN PARA ACTIVAR EL TIMO
胸腺活性化ヒーリング

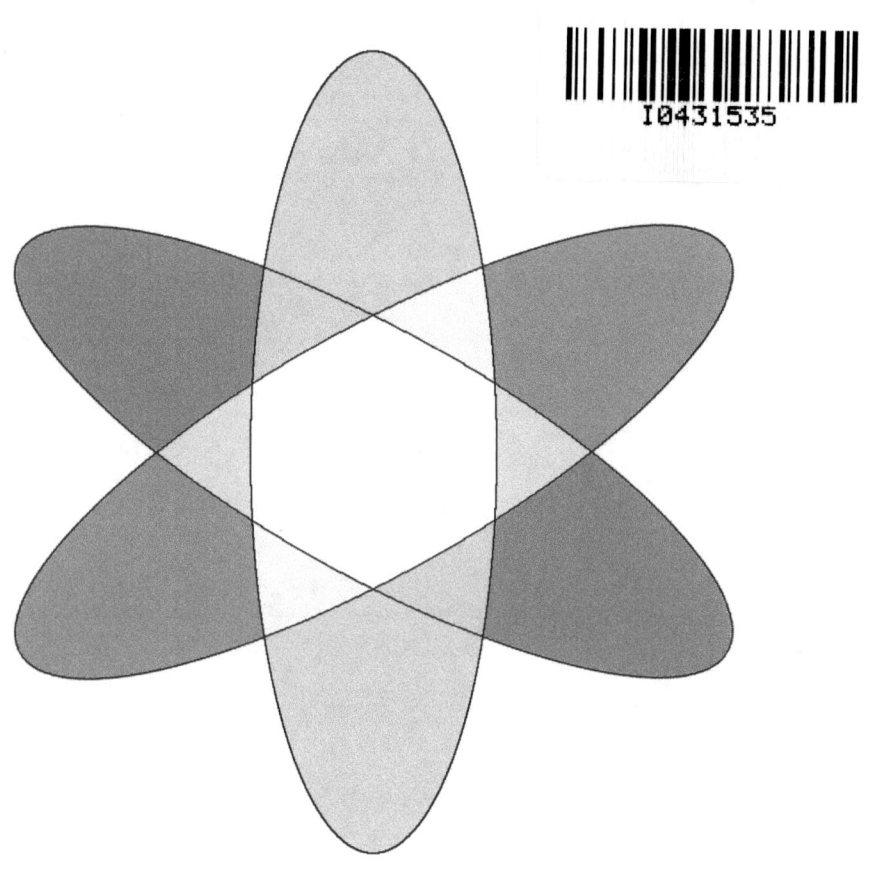

SR. TAKASHI 2BAKI
つばきたかし

Curación para activar el timo
胸腺（きょうせん）活性化ヒーリング
versión 1.0 revisión 1

Sr. Takashi 2baki
つばきたかし

はじめに
INTRODUCCIÓN

　Thymus activation healing 胸腺活性化ヒーリングの方法は書籍のおわりにて日本語とGoogle翻訳スペイン語でご紹介してあります。
　El método de Curación para activar el timo se presenta en japonés y traducción de Google al español al final del libro.

　いち早くヒーリングを試してみたい方は、お手数ですが、おわり前のページをお辿（たど）りください。
　Si desea probar "Curación para activar el timo" lo antes posible, vaya a la última página.

それでは、はじめにヒーリングの要（かなめ）となる愛についてご紹介していきます。
Primero, me gustaría presentarles el amor, que es la piedra angular de la curación.

続いて、ヒーリングを続けていった結果、何が起きたのかをご紹介します。
A continuación, presentaré lo que sucedió como resultado de continuar con la curación.

続いて、伝授されたヒーリングと共に独自に編み出したヒーリングなどをご紹介します。
Además, presentaré la sanación que he ideado de forma independiente junto con la sanación que me han enseñado.

続いて、仮説を立てて、医学的な面からみた、胸腺の情報をご紹介します。
A continuación, haré una hipótesis e introduciré información sobre el timo desde el punto de vista médico.

おわりに胸腺活性化ヒーリングのやり方をご紹介します。
En conclusión, presentaré cómo realizar la Curación para activar el timo.

是非（ぜひ）、抗わずにお進みいただけたらと思います。
Por todos los medios, espero que usted proceda sin resistencia.

それでは、本書をお楽しみください。
Espero que disfrutes este libro.

目次 TABLA DE CONTENIDO

はじめに Introducción	3
目次 Tabla de contenido	6
愛 Amor	7
仙人の話 historia de ermitaño	18
上昇気流 corriente ascendente	30
かごめ Kagome	37
覚醒体験 experiencia de despertar	52
救済策 política de rescate	62
まえがき Prefacio	108
本編 historia principal	110
引用・参考文献一覧 Lista de literatura	134
おまけ Servicio	138
仮説 hipótesis	148
胸腺 timo	159
おわりに En conclusión	225

愛 AMOR

これは、愛を試したバージョンとなります。
Esta es la versión probada del amor.

愛と聞いて何を思い浮かべますでしょうか、恋愛の愛、友情の愛、親切な行動などに感じる愛などです。そういった愛が想像できるかと思います。
¿Qué piensas cuando escuchas la palabra amor?, el amor del romance, el amor de la amistad, el amor que sientes en los actos de bondad, etc. Puedo imaginar ese tipo de amor.

この中に、もう一つ、真実（しんじつ）の愛を伝えるとすると、自己愛が含まれるのかと思います。
Si tuviera que transmitir otro amor verdadero en esto, creo que el amor propio estaría incluido.

自己愛、
Amor propio,

自己を愛する愛です。
El amor de amarte a ti mismo, eso es amor propio.

自己を愛することができれば精神的な自立が生まれます。
El amor propio crea independencia espiritual.

それは、どういったことかと言いますと、自分を愛するというのは、自分の体に滋養（じよう）を与えることになるんですね。そして、それと同時に、自分の体にとって愛という栄養（えいよう）を受け取ることにもなります。
Lo que significa es que amarte a ti mismo le da nutrientes a tu cuerpo. Y al mismo tiempo, recibes el nutriente del amor por tu cuerpo.

この体にとって、これほど頼もしいことはないわけです。
No hay nada más confiable que esto para mi cuerpo.

愛を与え、愛を受け取る、そういった循環（じゅんかん）が一個人の中で芽生えてきて、愛のエネルギーのループが生まれてくると、この体は喜びに満ちた状態となって、心から嬉しく思うようになっていきます。
Dar amor y recibir amor, tal ciclo brota dentro de un individuo, y cuando nace un bucle de energía amorosa, este cuerpo estará en un estado de alegría, y tú serás feliz desde el fondo de tu corazón.

これを、日常的に続けていくと、精神的な自立への道しるべとなっていって、あなた様を上昇へと導いていくことになるでしょう。
Si continúa haciendo esto a diario, se convertirá en una guía para su independencia espiritual y lo llevará a un nivel superior.

この上昇のことをアセンションと呼びます。
Este movimiento ascendente se llama ascensión.

または、上昇気流と呼びます。
O lo llamamos una corriente ascendente.

そして、真の自己愛を体験します。
Y experimentar el verdadero amor propio.

真の自己愛に目覚めてまいりますと、他者に依存せずに生きていくことができるようになっていきます。他者からの愛を受け取らなくとも自己愛で単純に生きていける。
Cuando despiertes al verdadero amor propio, podrás vivir sin depender de los demás. Puedes vivir simplemente con amor propio sin recibir el amor de los demás.

と、まぁ、そういうことになるわけです。
Cosas como esa sucederán naturalmente.

もちろん、他者からの愛も、たくさん受けて、更なる愛を享受（きょうじゅ）できるようにもなっていますから、一石二鳥といったことにもなるわけです。
Por supuesto, recibimos mucho amor de los demás y podemos disfrutar aún más del amor, por lo que es como matar dos pájaros de un tiro.

ですから、これを得（え）ない手はない。そう思います。ぜひ、あなた様の目でお確かめください。

Por lo tanto, no hay razón para no obtener esto. Creo que sí. Por todos los medios, compruébalo con tus propios ojos.

愛の定義について
Sobre la definición de amor

　一言に愛と言っても、様々な認識があるかと思います。
　Incluso si dices amor en una palabra, creo que hay varias percepciones.

　恋愛の愛や、友情の愛、真心のこもった親切な行動などに感じる愛などです。
　Amor en las relaciones románticas, amor en la amistad, amor en los actos de sinceridad y bondad.

　これらのことから推測できることは、愛は社会的に証明された人間生活を豊かにするための潤滑油［じゅんかつゆ］（潤滑剤やグリスやグリース）のような働きを持っています。
　Lo que podemos inferir de estas cosas es que el amor funciona como un aceite lubricante (lubricante o grasa) socialmente probado que enriquece la vida humana.

ここでは、この働きを、エネルギー的に見る、物の見方をご提供したいと思います。それは、ハート、胸の中心、人間のセンターコア（心臓）に居る存在、自己に内在し得る存在を新しく定義させて進めさせていただきたいと思います。

　Aquí, me gustaría ofrecer una perspectiva energética sobre cómo funciona este amor. Me gustaría continuar con una nueva definición de la existencia que existe en el corazón, el centro del pecho, el núcleo del centro humano (corazón) y la existencia que puede ser inherente al yo.

　本文章の目的は、そのハートに在る、あなた自身の存在、自己に内在する存在のエネルギーの使い方を体験していただいて、愛のエネルギーの循環（じゅんかん）を体験していただきたいと思います。そして、愛のエネルギーの覚醒者になってもらえたら嬉しいです。

　El propósito de este artículo es que experimentes el uso de la energía de tu propio ser, el ser que reside en tu corazón, y experimentes la circulación de la energía del amor. Y sería feliz si pudieras convertirte en un despertador de la energía del amor.

　また、愛のエネルギーを自在にあつかえるようになってまいりますと、第一に不安を軽減することが出来る様になっていきます。もちろん、不安を完全に無くすことはできませんが、愛のエネルギーが快活されてまいりますから、下手な精神科にかかるよりも健康的ですし、不安症状からも少し、改善されて、安全で守られた健やかな効果が期待できることでしょう。

Además, si puede manejar la energía del amor libremente, podrá reducir la ansiedad primero. Por supuesto, no puedes deshacerte de la ansiedad por completo, pero la energía del amor se revitalizará, por lo que es más saludable que ir a un mal psiquiatra, se puede esperar un efecto saludable.

また、愛のエネルギーが全身を循環していくようになってまいりますと、肌の若返りや、美容効果も期待できます。
　Además, cuando la energía del amor circula por todo el cuerpo, se pueden esperar efectos de belleza y rejuvenecimiento de la piel.

優しく温かい循環エネルギーに守られてまいりますから、世の中がどう混乱してこようとも、安全です。と宣言することができるようになってくると思います。
　Estaremos protegidos por una energía circulante suave y cálida, por lo que creo que podremos declarar que estamos a salvo sin importar cuánta confusión pueda tener el mundo.

また、愛のエネルギーを用（もち）いることが出来るようになってまいりますと、この世の中に存在する全ての物に対して、その物に内在するエネルギー的存在がいることを知るようになっていきます。
　Además, cuando seas capaz de usar la energía del amor, llegarás a saber que hay una existencia energética inherente a todas las cosas que existen en este mundo.

　そうなってくると、全ての物に対して、自分と同じように内在する存在が居ることを知っていますから、自然と物を、大切に扱（あつか）っていくことができるようになっていくことでしょう。
　Cuando eso sucede, sé que hay una existencia dentro de todas las cosas, igual que yo, así que, naturalmente, podré tratar las cosas con cuidado.

　そして、物をただの物として、捉（とら）えるようなことがなくなっていきますから、その物に内在する存在を愛していくことができるようになっていることでしょう。そうすると、粗末（そまつ）に物を捨てたりとか、大切に扱わないような態度は無くなってくるのではないかと思います。
　Y como ya no percibirás las cosas como meras cosas, podrás amar la existencia que es inherente a esas cosas. Entonces creo que desaparecerán actitudes como tirar mal las cosas o no tratarlas con cuidado.

また、物に内在する存在が居ることを知ってまいりますと、妄（みだ）りに人の物を欲しくなったり、盗んだり、はたまた略奪（りゃくだつ）したりといったことも少なくなってくるのではないかと思います。

　Además, si llegas a saber que hay una existencia inherente a las cosas, creo que será menos probable que quieras, robes o saquees las cosas de otras personas.

　それは、その物に内在する存在が居ることを知っていますから、その存在が、その主人（持ち主）を愛していることに自然と気が付いてまいりますから、その物に内在する存在の想いが自然と伝わってきて妄（みだ）りに人の物を欲しがったり、盗んだり、はたまた略奪（りゃくだつ）したりはしなくなってくるのではないでしょうか。

　Es porque sabemos que hay una existencia que es inherente al objeto, y naturalmente notaremos que la existencia ama a su amo (dueño), por lo que los sentimientos de la existencia que es inherente al objeto vendrán naturalmente a nosotros. Creo que la gente dejará de codiciar, robar y saquear las cosas de los demás.

　これは、物に対してだけの思想ではなくて、人に対しても適用できる思想となってくると思います。それは、好きな人ができたとして、その人には別の好きな人がいて、手が出せない状況に似ているのではないかと思います。叶わぬ恋だと知ったとしても、妄（みだ）りに人の恋人を欲しがったり奪（うば）ったりはしなくなってくるのではないでしょうか。

Creo que esto no es solo un pensamiento para las cosas, sino una forma de pensar que también se puede aplicar a las personas. Digamos que aparece alguien a quien amas. Y creo que es similar a la situación en la que el ser querido tiene otro favorito y no puede actuar. Incluso si sabes que el amor no es correspondido, ya no intentarás robar o robar el amante de alguien.

また、愛を用（もち）いて物事を考えられるようになってまいりますと、心を用いて物事をとらえれるようになっていきますから、その好きな人と一緒に居る、憎（にく）き相手に対しても自分と同じように愛を用いれる尊（とうと）い存在である素質を持った人だと言うことを知っていますから、妬（ねた）んだり嫉（そね）むようなことも少なくなってくるのではないでしょうか、極端（きょくたん）な話をするならば憎いからといって人を殺してしまうような無惨（むざん）な姿は無くなってくるのではないでしょうか。

Además, cuando aprendamos a pensar con amor, seremos capaces de percibir las cosas con el corazón. Por lo tanto, sabe que es una persona que tiene las cualidades de ser un ser precioso que puede usar el amor a la persona odiada que está con la persona que ama de la misma manera que a sí mismo. Por lo tanto, creo que la envidia y los celos disminuirán. Para llevarlo al extremo, creo que desaparecerá la trágica figura de matar a la gente solo porque la odian.

そこに愛の真骨頂（しんこっちょう）があるのではないかと思います。
Creo que ahí está el verdadero valor del amor.

また、愛のエネルギーを用（もち）いれるようになってまいりますと準備が整った段階で上昇気流（アセンション）が起こります。
Además, cuando estés listo para usar la energía del amor, ocurrirá una corriente ascendente (ascensión).

次章より、その体験の一部をご紹介して、愛と友情のエネルギーの使い方をお伝えしてまいりたいと思います。
En el próximo capítulo, me gustaría presentarles algunas de las experiencias y decirles cómo usar la energía del amor y la amistad.

仙人の話 HISTORIA DE ERMITAÑO

　昔の仙人と呼ばれる人達が、こぞって不老不死を唱えていた理由が、もしかしたら、このことなんじゃないかって思うようなことが見えてきました。
　He llegado a ver que esta puede ser la razón por la cual la gente llamada ermitaños en los días antiguos defendía la inmortalidad.

　この章では、このことについて書いていきます。
　Escribiré sobre esto en este capítulo.

　不老不死の意味はいつまでも年をとらず死なないことと言われています。
　Se dice que el significado de la inmortalidad es nunca envejecer y nunca morir.

　しかし、昔の仙人たちは死んでいっています。彼らが言いたかったことは、いつまでも年を取らずに若々しく見える生き方を実現されて、それを、言葉にして表現されていたんじゃないかって思い始めているわけです。
　Pero los viejos ermitaños están muertos. Estoy empezando a pensar que lo que querían decir era que eran capaces de realizar una forma de vida que parecía juvenil sin envejecer, y que lo expresaban con palabras.

人間である以上、死はあるんだけど、人間に与えられている潜在的能力を使って、いつまでも若々しくいられる方法を仙人達はあみだしていたのではないかと考察しているわけです。

　Mientras seamos humanos, estamos condenados a morir, pero creo que los ermitaños pueden haber ideado una manera de mantenerse jóvenes para siempre usando las habilidades latentes con las que están dotados los humanos.

　結果的に、あの人、いつまでも死なないよねって言われる仙人と呼ばれる存在になっていったのではないかと推測を立てています。

　Como resultado, especulo que se convirtió en un ser llamado ermitaño del que se dice que nunca muere.

　ですから、一般常識や、現代の科学のレベルでは到底理解できない何かを彼らは発見して、それを体得していた。と、そう思うわけです。が、しかし、文献に出てくる仙人の話は目にするものの、本物の仙人に僕は会ったことがないので、おとぎ話くらいにしか思っていませんでした。

　Así que descubrieron algo que no podía comprenderse al nivel del sentido común o de la ciencia moderna, y lo dominaron. Eso es lo que pienso. Sin embargo, aunque he visto cuentos de ermitaños en la literatura, nunca he conocido a un ermitaño real, así que pensé en ellos como poco más que cuentos de hadas.

しかし、天然石業界で有名なロバート・シモンズさんからクリスタルヒーリングを学び、好きこそ物の上手なれの言葉の通りに、毎日クリスタルヒーリングを続けていった結果、僕はアセンション体験をしました。日本語に訳（やく）すと上昇気流を体に感じるレベルで体感したと言うことです。

　Sin embargo, aprendí la curación con cristales del Sr. Robert Simmons, quien es famoso en la industria de la piedra natural. Como resultado de continuar con la sanación con cristales todos los días, tuve una experiencia de ascensión. Para ponerlo en palabras, significa que experimenté las corrientes de aire ascendentes a un nivel que podía sentir en mi cuerpo.

　これにより、「目に見えない系」の世界のお話が現実味を帯びてきました。本当に人間の体には秘密がいっぱい備わっていて、科学では解明されていない未知の領域が、どうやら本当にあるようだ。と思ったわけです。

　Como resultado, la historia del mundo del "sistema invisible" se ha vuelto más realista. El cuerpo humano realmente tiene muchos secretos, y parece que realmente hay áreas desconocidas que no han sido aclaradas por la ciencia.

僕も、昔は、現実主義者と言いますか、目に見えない系のお話は、敬遠するほど、見向きもしなかったタイプの人間でした。しかし、本当にアセンション体験をすると、無視なんてできないどころか自分から発信したくなる現状にあります。

En el pasado, también era realista, el tipo de persona que no prestaba mucha atención a las historias sobre sistemas invisibles. Sin embargo, cuando realmente experimentas la ascensión, no puedes ignorarla, y estás en la situación actual en la que quieres enviarla tú mismo.

これ、マジもんやん。ヤバァってことです。
Esta es una historia real. En serio asombroso.

僕の話をしますと、アセンション体験を味わうと、毎日、欠かさずアセンションをするようになっていきました。ヒーリングの仕方も、クリスタルを外したヒーリングを独自に編み出していって、愛と友情のエネルギーの使い方という方法に落とし込んで、今でもブラッシュアップしています。

En cuanto a mí, una vez que probé la experiencia de la ascensión, comencé a ascender todos los días sin falta. En cuanto al método de curación, he ideado mi propio método de curación sin cristales, y todavía lo estoy repasando aplicándolo al método de usar la energía del amor y la amistad.

そんな中、２０２２年の５月中旬頃〜６月初旬頃にアセンション体験のクライマックスと言いますか、目覚めの体験と言いますか、恐怖体験こみの覚醒体験を経験しました。これは、非常に伝えづらい内容になるのですが、喜びと表裏一体である正反対の現象が現れ出でました。これには本当に注意が必要です。

Desde mediados de mayo hasta principios de junio de 2022, experimenté el clímax de la experiencia de la ascensión, la experiencia del despertar y la experiencia del despertar con miedo. Este es un contenido muy difícil de transmitir, pero ha surgido el fenómeno diametralmente opuesto que está indisolublemente ligado a la alegría. Ten cuidado con esto.

その経験の中で、僕は、ハートの中心より少し上側にある、言葉では伝えづらい場所にある存在の活性化を経験しました。

En esa experiencia, experimenté la activación de la existencia en un lugar que es difícil de transmitir con palabras, ligeramente por encima del corazón.

このことから、これはなんだと、興味を持つようになっていって、図書館にある医学の本を片っ端から調べていったところ、どうやら、医学の世界では胸腺（きょうせん）と呼ばれている存在であることがわかってきました。

A partir de esto, me interesé en lo que es esto. Cuando revisé todos los libros de medicina en la biblioteca, descubrí que era algo llamado "timo (thymus)" en el mundo médico.

この経験から、胸腺（きょうせん）には、人間の免疫機能を司るT細胞を成熟させる器官であることがわかってきました。ガンやコロナなどの病気も胸腺さえ活性化できてしまえば、有利になる。そう言うことが言えるようになります。

A partir de esta experiencia, ha quedado claro que el timo es un órgano que madura las células T que controlan las funciones inmunitarias humanas. Enfermedades como el cáncer y la corona serán ventajosas si incluso se puede activar el timo. Podrás decir eso.

このことから、胸腺の活性化が起これば免疫機能がアップして行くわけです。そして、どうやら、覚醒体験まで進むことができれば、胸腺の存在を肌感覚で認知できるようになり、日々、愛と友情のエネルギーの使い方を実践して胸腺を活性化していくことができるようになる。と、まぁ、そう言うことが言えるようになってきています。

A partir de esto, si se activa el timo, la función inmunológica subirá. Y aparentemente, si puedes progresar a la experiencia del despertar, podrás reconocer la existencia del timo con tu piel, y podrás practicar cómo usar la energía del amor y la amistad todos los días para activar el timo. Bueno, estoy empezando a ser capaz de decir eso.

一応、補足しておきますと、胸腺（きょうせん）の感覚を認知できる。と、表現しましたが、これは、特別な意味を含（ふく）みます。

　Por ahora quisiera agregar que puedo reconocer la sensación del timo, pero esto tiene un significado especial.

　実際の覚醒体感の流れの中では、体が敏感（びんかん）になり過ぎて、性別をも超越したような感覚を味わい、その結果、様々な臓器が活性化されていく流れの中で、胸腺（きょうせん）の蝶（ちょう）の姿とも思えるような感覚を感知しました。

　En el proceso real de despertar, mi cuerpo se volvió demasiado sensible y sentí que estaba trascendiendo el género. Como resultado, en el proceso de activación de varios órganos, sentí una sensación que parecía una "mariposa" en el timo.

　僕の場合、蝶番（ちょうつがい）とも表現できるような気もしていますし、翼（つばさ）にも例えられるような気もしています。鳥のように感知される方もおられるかと思います。おそらく、人によって捉え方や感じ方が変わってくるのではないかと想像しているわけです。

　En mi caso, siento que se puede describir como una "bisagra", y también siento que se puede comparar con un ala. Creo que algunas personas lo perciben como un pájaro. Quizás, me imagino que la forma de captar y sentir cambiará dependiendo de la persona.

よって、ここに表現された以外の様々な表現方法がこれから世の中に現れ出てくると思います。僕は、そういった特別な感覚を味わいました。

Por lo tanto, creo que en el futuro aparecerán en el mundo varias formas de expresión distintas de las expresadas aquí. Tuve un sentimiento tan especial.

もちろん、このことを実証する必要があると思います。が、しかし、僕は医者でもなければ、医療関係者でもない。ですから、証明の仕方がわからないわけです。また、僕だけに起こった覚醒体験なのか、誰にでも起こりうる体験なのかも検証が必要になるでしょう。僕の経験で言わせていただくと、覚醒体験まで実質３年かかりますから。

Por supuesto, creo que tenemos que demostrar esto. Sin embargo, no soy un profesional médico. Así que no tengo ni idea de cómo demostrarlo. También habrá que verificar si es una experiencia de despertar que me pasó solo a mí o una experiencia que le puede pasar a cualquiera. En mi experiencia, se necesitan tres años para experimentar el despertar.

　これを、検証したり臨床試験のような形で証明しようとしようものなら、その技術体系が確立するまで、いったい何年かかることでしょう。僕が生きている間に立証できるかどうかも、現時点では未知数です。

Si tratamos de probar esto en forma de verificación o ensayos clínicos, ¿cuántos años pasarán hasta que se establezca el sistema técnico? Si puedo o no probarlo en mi vida también se desconoce en este momento.

　ですから、今この記事を読んでいる、あなたはラッキーです。

Entonces, leyendo este artículo ahora mismo, estás de suerte.

もし、この記事を読んで、アセンション体験や覚醒体験をしてみたい方がいらっしゃいましたら、本書の続きを熟読ください。愛と友情のエネルギーの使い方をご紹介させていただきます。

Si lee este artículo y le gustaría tener una experiencia de ascensión o una experiencia de despertar, lea el resto de este libro detenidamente. Me gustaría presentarles cómo usar la energía del amor y la amistad.

話を元に戻しますと、昔の仙人と呼ばれる人達は、この覚醒体験を経て、胸腺の活性化を体得して、その体験を活かして生きていたのではないかと、想像しているわけです。仮説の域を出ませんが、昔の医療のレベルだった頃（５００年くらい前）に、この体験をして、活用していたら、まるで仙人のようになれていたのかなぁと僕は空想をしています。

Volviendo a la historia original, imagino que los antiguos ermitaños experimentaron esta experiencia de despertar, dominaron la activación del timo y vivieron aprovechando al máximo esta experiencia. Es solo una hipótesis, pero me imagino que si tuve esta experiencia y la usé cuando la atención médica estaba al nivel de los viejos tiempos (hace unos 500 años), podría haberme vuelto como un ermitaño.

　現代は、医療のレベルが上がりすぎていて、死ねない時代とさえ言われる時代に変化してきていますから、今更、仙人にならなくとも医学の力で解決できる時代になっています。

En los tiempos modernos, el nivel de atención médica ha aumentado demasiado y está cambiando a una era que incluso se dice que es "una era en la que no podemos morir". Por lo tanto, ahora estamos en una era en la que podemos resolver problemas con el poder de la medicina sin convertirnos en ermitaños.

が、しかし、人間の自然治癒力で長生きできるんだったら、自然治癒力のチカラを用いた方が気分的にいいよね。と言い逃げして、本編の真髄をご紹介差し上げたいと存じます。

　Sin embargo, si puede vivir mucho tiempo con el poder curativo natural de los humanos, sería mejor usar el poder del poder curativo natural. Bueno, entonces, me gustaría introducir la esencia de la historia principal.

　それでは、ここからは、覚醒体験当時のお話も交えながら上昇気流（アセンション）の体験談や、対応策や救済策など処世術をご紹介していきます。

　A partir de aquí, presentaré la historia de la corriente de aire ascendente (ascensión), las contramedidas, las medidas de alivio, etc., junto con la historia en el momento de la experiencia del despertar.

上昇気流
CORRIENTE ASCENDENTE

　上昇気流（アセンション）体験は人によって、見え方や感じ方が変わってくる可能性がございます。これからご紹介する内容は一つの例としてとらえていただけたら幸いです。これからお伝えすることが必ず起こると言うわけではないことを、あらかじめご了承いただければと思います。

　La experiencia de la corriente ascendente (ascensión) puede verse y sentirse diferente según la persona. Le agradecería que pudiera referirse a los contenidos que voy a presentar a partir de ahora a modo de ejemplo. Por favor, comprenda de antemano que lo que le voy a contar no necesariamente sucederá.

　僕の体験談として、お伝えしてまいります。
　Te lo contaré como mi historia de experiencia.

　２０１９年７月中旬に、僕は、とあるセミナーに参加しました。そこで、クリスタルヒーリングと出会い。毎日のようにクリスタルヒーリングを続けていきました。
　A mediados de julio de 2019, asistí a cierto seminario. Ahí fue donde conocí a Crystal Healing. Continué con la curación con cristales casi todos los días.

3ヶ月が経った頃、初めてのアセンションが始まる前に起きたことが印象的だったのご紹介しておきます。クリスタルヒーリングをしている時に、イメージの中で、基底部と言いますか、股（また）の間の中心から大きな蓮（ハス）の花が咲き、花弁（はなびら）が開いていくイメージが見えました。

Aproximadamente 3 meses después, antes de que comenzara la primera ascensión, me gustaría compartir con ustedes algo que me impactó. Cuando estaba haciendo la curación con cristales, vi una imagen de una gran flor de loto que brotaba de la base, o más bien, del centro de la entrepierna y los pétalos se abrían.

　また、初めての上昇気流（アセンション）が始まった頃、まどろみの中で、ハートの中心に光り輝くお光を感得しました。それは、夢見心地の中で、ハートの中心をのぞき込んで見るようなイメージでした。

También, cuando comenzó la primera corriente de aire ascendente (ascensión), sentí la luz brillando en mi corazón en mi sueño. Era como mirar en el centro de tu corazón en un estado de ensueño.

この頃、自己に内在する存在をハッキリと認識し、実在している感覚を肌で感じ、人体の不思議に直面していった時期だったと認識しています。

Alrededor de este tiempo, reconozco que fue un tiempo en el que pude reconocer claramente la existencia interna que es inherente a mí, sentir el sentido de la existencia con mi piel y enfrentar la maravilla del cuerpo humano.

初めてハートに昇ってくる上昇気流（アセンション）を、体感した時は、さすがにおどろきました。

Cuando experimenté por primera vez las corrientes de aire ascendentes (ascensión) que subían a mi corazón, estaba verdaderamente asombrado.

「なんじゃこりゃぁっ」と言った感じです。
Es como decir, "¿Qué diablos es esto?"

あの体験以降、ちまたで言われている、目に見えない系のお話や、アセンションや、波動上昇、次元上昇などのお話が、頭のおかしい特定の人達のお話ではなくて、誰にでも起こりうる事象であることを知りました。

Desde esa experiencia, las historias sobre el sistema invisible, la ascensión, el aumento vibratorio y la ascensión dimensional que se han hablado en las calles no son historias de locos específicos, sino eventos que le pueden pasar a cualquiera.

また、上昇気流（アセンション）がハートの上のノドあたりに差し掛かった時の頃。

　También, cuando la corriente de aire ascendente (ascensión) se acercaba a la garganta por encima del corazón.

　アーーーーーーーーーーーーーーーンと鳴り響（ひび）く、低い重低音、どっしりとした中域音、かすかに響（ひび）く高音、大勢の声が唱和しているかのようなサラウンドで聞こえてきて、ビックリしたことを今でも覚えています。

　Me sorprendió escuchar los bajos bajos que resonaban con "ahhh", los medios sólidos y los agudos débilmente reverberantes, todo en un sonido envolvente como si muchas voces estuvieran cantando al unísono. Aún lo recuerdo.

　このあたりまでで、だいたいクリスタルヒーリングを始めて３ヶ月〜６ヶ月くらいの間に起こったことだったと記憶しています。

　Hasta este punto, recuerdo que sucedió alrededor de 3 a 6 meses después de que comencé la curación con cristales.

　また、クリスタルヒーリングを始めて半年過ぎたあたりの頃に、クリスタルを用いなくとも愛のエネルギーを用いれるようになっています。と自己に内在する存在からのお告げがあり、それ以来、クリスタルを外した、愛と友情のエネルギーの使い方を実践していきました。

Además, aproximadamente medio año después de comenzar la curación con cristales, pude usar la energía del amor sin usar cristales. Desde entonces, he practicado el uso de la energía del amor y la amistad sin cristales.

期間で言うと、クリスタルヒーリングを半年間、愛と友情のエネルギーの使い方を２年と４ヶ月くらい実践したことになります。合計して２年と１０ヶ月です。
En cuanto al período, practiqué la curación con cristales durante medio año y practiqué cómo usar la energía del amor y la amistad durante aproximadamente dos años y cuatro meses. 2 años y 10 meses en total.

上昇気流（アセンション）を続けて行く過程で、いつの頃からか、ノドより上の頭蓋（ずがい）の中まで上昇気流（アセンション）が起こるようになっていきました。
En el proceso de continuar con la corriente ascendente (ascensión), en algún momento, la corriente ascendente (ascensión) comenzó a ocurrir hasta el interior del cráneo por encima de la garganta.

そして、２年と１０ヶ月が経った頃、
2 años y 10 meses después

上昇気流（アセンション）は頭蓋（ずがい）の中の先へと移り進んで行く中で、希望の光を授（さず）けます。しかし、それは、人によっては地獄絵図ともなりましょう。僕はもがき苦しみました。

La Ascensión otorga un rayo de esperanza a medida que se adentra más en el cráneo. Sin embargo, también puede ser una imagen del infierno para algunas personas. Yo sufrí.

結果、「抗（あらが）わずに進む者が勝ち」と言う言葉を授かっていながら、抗わずにはいられなくなるような性別を超越した身体の状況に直面して、せっかく教えてもらっていた言葉があるにもかかわらず、我慢の限界を迎え、身体に起こる現象に対して、初めて抗ってしまいました。
　Como resultado, me dieron el dicho, "El que avanza sin resistencia, gana." Sin embargo, me enfrenté a una situación física que trascendía el género. Como resultado, llegué a una situación en la que no pude evitar resistirme. A pesar de las palabras que me habían enseñado, llegué al límite de mi paciencia y por primera vez resistí el fenómeno que ocurrió en mi cuerpo.

　そして、寒気や悪寒や恐怖感や不安感にさいなまれ、死をも覚悟した瞬間をむかえるのでした。その詳細は秘密にさせていただきますが、まさに地獄絵図でした。
　Entonces, fui atormentado por escalofríos, escalofríos, miedo y ansiedad, y enfrenté el momento en que estaba preparado para morir. Mantendré los detalles en secreto, pero realmente fue una imagen del infierno.

　そして、僕は男だ。男なんだ。って言い聞かせる、おまじないを言い始めるほどに追い込まれて行き、ただひたすらに耐え忍ぶのでした。

Y fui llevado al punto en que comencé a decir hechizos para convencerme a mí mismo: "Soy un hombre, soy un hombre". Solo soporté.

そして、ここから、覚醒体験へと突入して行きます。
Y desde aquí, nos precipitaremos hacia la experiencia del despertar.

かごめ KAGOME

　かごめ、かごめ、かごのなかのとりは、いついつでやる、よあけのばんに、つるとかめがすべった、うしろのしょうめんだぁ〜れ。

　Kagome, Kagome, Kago no naka no tori wa, itu itu deyaru Yoake no ban ni, turu to kame ga subetta, ushiro no syoumen daare.

　日本人なら、子供の頃、よく遊んだ歌ではあります。が、しかし、上昇気流（アセンション）体験を経（へ）て読むと、はっと、驚（おどろ）く内容に気づかされ、子供の頃、思っていたような印象の歌とは少し違うことに気が付かされました。この章では、このことについてお伝えしていきます。

　Si eres japonés, es una canción que solías tocar cuando eras niño. Sin embargo, cuando lo leí después de pasar por una experiencia de ascensión, me sorprendió el contenido de la canción y me di cuenta de que era un poco diferente de la impresión que tenía cuando era niño. Este capítulo le informará sobre esto.

この歌は地方によって、多少、言葉が違うようです。だいたい同じことを言われていますので、この章の始めにご紹介した言葉に当てはめて表現していきます。

Esta canción parece tener una palabra ligeramente diferente dependiendo de la región. La mayoría de ellos dicen lo mismo, así que aplicaré las palabras introducidas al comienzo de este capítulo para expresarlos.

　かごめ、この言葉は、てっきり目隠しして大人数で囲む、子供の頃の遊びの歌だと、とらえていました。しかし、上昇気流（アセンション）体験を経（へ）て読むと全然そういう意味ではないことに気づかされます。

Kagome, definitivamente tomé esta palabra como una canción infantil que estaba con los ojos vendados y rodeada por una gran cantidad de personas. Sin embargo, después de experimentar la corriente ascendente (ascensión) y leerla, me doy cuenta de que no significa eso en absoluto.

　かごめ、かごめ、このかごめは、籠（かご）の目（め）、籠目を意味しています。そうですね、三角形と逆三角形が混じり合った絵、六芒星（ろくぼうせい）の形です。

"Kagome, Kagome", esta kagome significa ojos de canasta, ojos de canasta. Bueno, es una imagen de una mezcla de triángulos y triángulos invertidos, en forma de estrella de seis puntas.

では、籠（かご）の中のとりは、どういう意味でしょう。意味は色々注釈をつけれます。一つ目は鳥居（とりい）です。鳥居とは、神社の参道入り口などに建てる門と言う意味です。

Entonces, ¿qué significa "Kago no naka no tori wa"? El significado se puede anotar de varias maneras. El primero es Torii. Torii significa una puerta construida en la entrada de un santuario.

これは、僕のアセンション体験から言わせていただくと、蝶番（ちょうつがい）部分になります。医学的な部位で表現するならば人間のセンターコアでもある心臓（しんぞう）の少し上あたりに生息してある胸腺（きょうせん）です。

Desde mi experiencia de ascensión, esta es la parte de la "bisagra". En términos médicos, es el timo que vive ligeramente por encima del corazón, que también es el núcleo central de los seres humanos.

見ようによっては鳥にも見えます。
Parece un pájaro según se mire.

上昇気流（アセンション）時の体感では僕は蝶（ちょう）のように感じました。が、しかし、見方によっては鳥にも見えるかもしれません。鳥と表現しても、僕にとっては、あんまり違和感はありません。どちらにしても飛んでいくものなので。ということで、二つ目は鳥です。

　Durante la ascensión, me sentí como una mariposa. Sin embargo, dependiendo de cómo se mire, puede parecer un pájaro. Incluso si lo expreso como un pájaro, no siento ninguna incongruencia. Ambos son seres voladores. Así que el segundo es un pájaro.

　そして、「いついつでやる、よあけのばんに、」この意味は、おそらく、いつ？いつ？その姿を表すの？夜明けの晩（ばん）だよ。と言った具合に、期待（きたい）して、まちどおしくて堪（たま）らない様子（ようす）を表（あらわ）している意味にとらえています。

　Y "itu itu deyaru Yoake no ban ni" Esta palabra significa: "¿Cuándo? ¿Cuándo aparecerá? Noche de amanecer". Lo tomo en el sentido de que expresa el estado de anticipación y confusión.

　僕が初めて熱くエネルギーを帯びた蝶［ちょう］（胸腺［きょうせん］）の姿を感じた時、まさしく、夜明け前の晩（ばん）でした。

　Fue la noche antes del amanecer cuando sentí por primera vez la mariposa caliente y enérgica (timo).

覚醒体験へと進むアセンションのクライマックスあたりで熱く滾（たぎ）る蝶（ちょう）の姿をハッキリと体感しました。

En el clímax de la ascensión, que conduce a una experiencia de despertar, pude sentir claramente las cálidas mariposas.

そして、「つるとかめがすべった、」の意味ですが、僕はこの言葉を鶴（つる）ではなく、つるっと亀が滑（すべ）ったと、とらえています。

Y sobre el significado de "turu to kame ga subetta", entiendo que esta palabra significa que la tortuga resbaló, no la grulla.

絵的に説明すると、籠目（かごめ）である六芒星（ろくぼうせい）の中にある亀（かめ）の甲羅（こうら）のような絵があると思うのですが、つるっと少し回転してみてほしいです。そうすると、見えてきます。

Para explicarlo pictóricamente, creo que hay una imagen como un caparazón de tortuga dentro de una estrella de seis puntas que es un patrón de canasta, pero me gustaría que lo giraran un poco. Entonces puedes verlo.

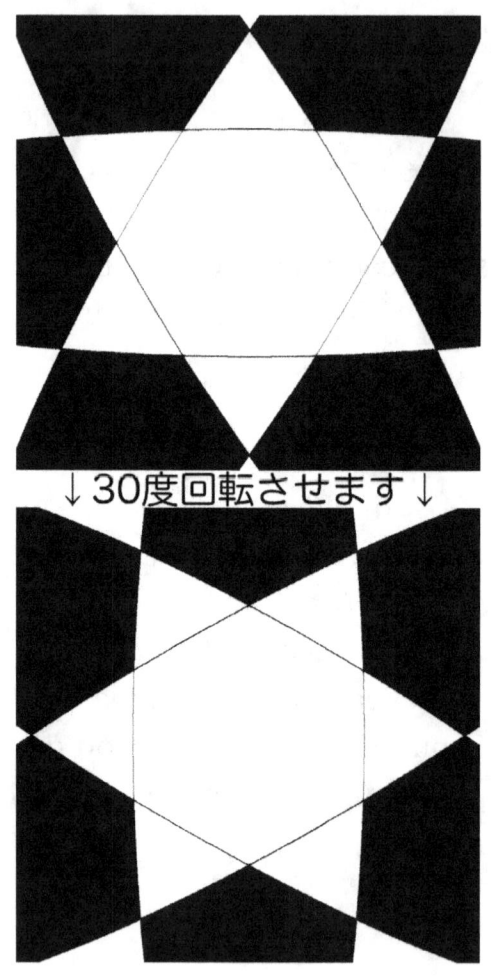
↓30度回転させます↓

そして、「うしろのしょうめんだぁ〜れ。」これは、アセンション体験をして、目覚めと言いますか、覚醒と言いますか、「ただ、ここに、ある。」という感覚まで進まれた方でしたら、「うん」と納得できる話なのですが、なかなか一般的には理解されにくい話だと思います。
　Y, "ushiro no syoumen daare" Este significado es comprensible para aquellos que han experimentado la corriente ascendente (ascensión) y progresado a la experiencia del despertar. Sin embargo, creo que es una historia que generalmente es difícil de entender.

　これは、籠目（かごめ）の鳥居［とりぃ］（入口）が胸腺（きょうせん）だと表現するならば、籠目（かごめ）の本殿（ほんでん）や拝殿（はいでん）は、頭のてっぺんの先、そうですね、言葉で言うには忍（しの）び難（がた）いですが。閻魔（えんま）の位置や、王冠（おうかん）の位置や、豆（まめ）の位置とも表現できます。
　Si el torii (entrada) de Kagome se expresa como "timo", entonces el santuario principal y el santuario frontal de Kagome son la parte superior de la cabeza. Bueno, es difícil ponerlo en palabras. También se puede expresar como la posición de "Enma", la posición de la "corona" o la posición del "frijol".

　個人的な見解で言うならば、「うしろのしょうめんだぁ〜れ。」は、具体的に示すと、自己に内在する存在のことだと僕は見ています。

Desde mi punto de vista personal, "ushiro no syoumen daare", en concreto, lo veo como el ser interior que existe dentro de uno mismo.

かごめの説明 Descripción de Kagome

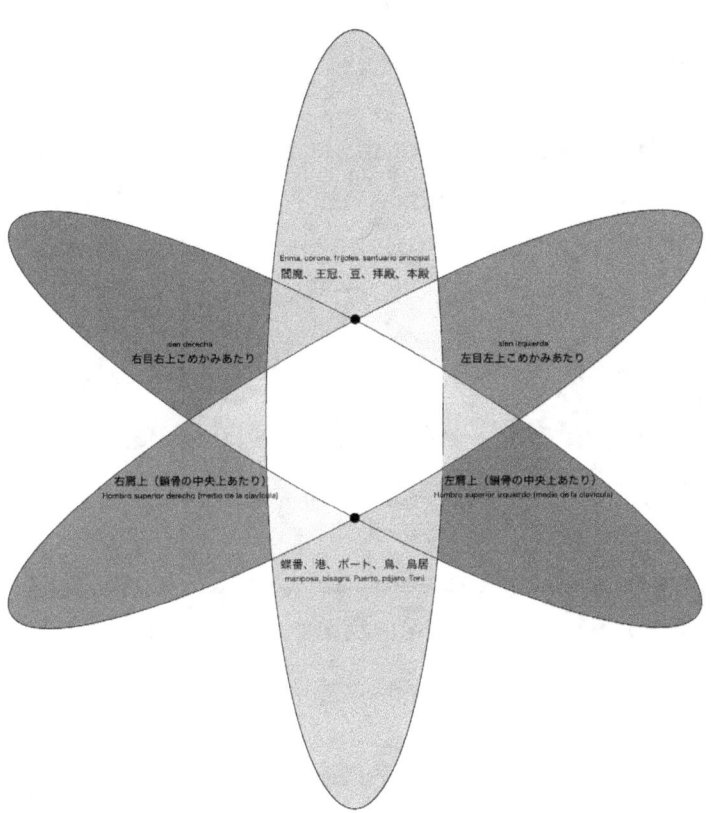

また、閻魔（えんま）と聞くと、何か怖い存在を思い浮かべるかもしれません。

　Además, cuando escuchas la palabra Enma, puedes pensar en algo aterrador.

　ドラゴンボールや西遊記などのお話の影響もあって、まぁ、そのようにも、とらえられるのですが、アセンション体験をして覚醒体験をした人間にとっては閻魔は少し違った印象に映（うつ）ります。

　También está la influencia de historias como Dragon Ball y Journey to the West, y así es como se percibe, pero para las personas que han experimentado la ascensión y el despertar, Enma se ve un poco diferente.

　閻魔とは、みめうるわしい、度を超して一つのことに熱心な人と言う意味です。少しでも閻魔の印象が変わってくれれば御（おん）の字です。

　Enma significa una persona hermosa que está extremadamente entusiasmada con una cosa. Apreciaría que la impresión de Enma cambiara aunque sea un poco.

また、王冠（おうかん）は、頭蓋骨（ずがいこつ）の頭頂骨（とうちょうこつ）と頭頂骨をつなぐ矢状縫合（しじょうほうごう）された円状の広範囲な部分を言います。アセンション体験して行った先に現れ出でます。

　Además, "corona" se refiere a la amplia porción circular de la sutura sagital que conecta los huesos parietales del cráneo. La corona aparece antes de la experiencia del despertar que continúa la corriente ascendente (ascensión).

　また、豆（まめ）は、上昇気流（アセンション）を続けていった先に、地獄の苦しみが現れます。その地獄の苦しみを、苦しみ抜いた先に現れ出でます。

　También, en cuanto al "frijol", el sufrimiento del infierno aparecerá después de continuar la corriente ascendente (ascensión). "Frijoles" aparecerá al final de ese sufrimiento infernal.

　言葉では、まったく説明がつかないため、医学的な表現で説明すると、頭蓋骨（ずがいこつ）にある前頭骨（ぜんとうこつ）と左右の頭頂骨（とうちょうこつ）との間にある縫合（ほうごう）を冠状縫合（かんじょうほうごう）と言い。

　Las palabras no pueden explicarlo en absoluto, así que para explicarlo en términos médicos, la sutura entre el hueso frontal del cráneo y los huesos parietales izquierdo y derecho se llama sutura coronal.

その冠状縫合（かんじょうほうごう）と矢状縫合（しじょうほうごう）が交わるポイントを豆（まめ）の位置と表現させて進めさせていただきます。

　El punto donde se cruzan la sutura coronal y la sutura sagital se denominará posición de "frijol".

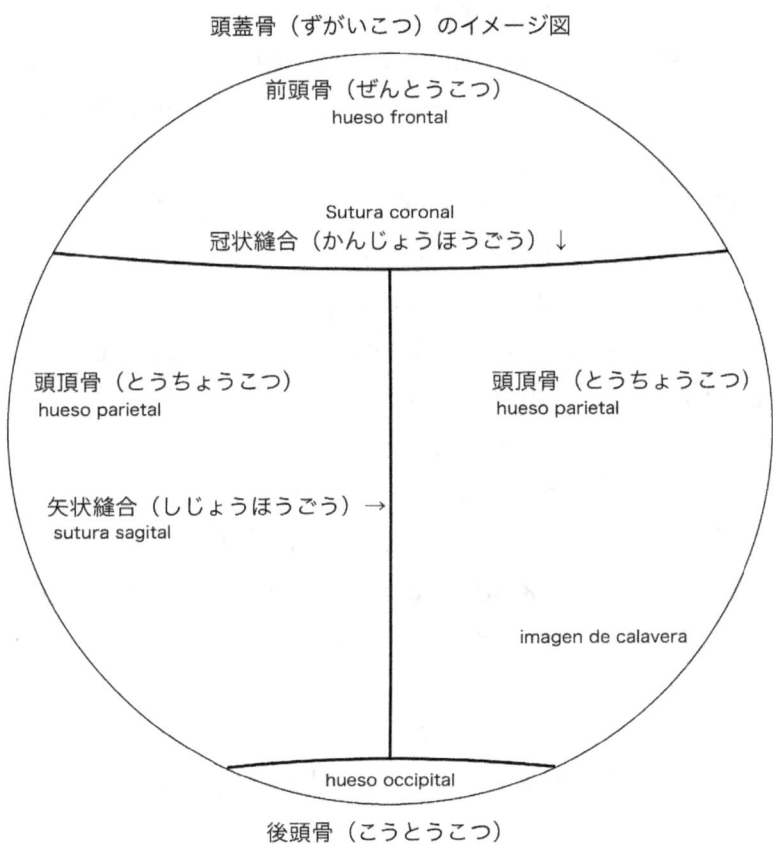

上手く伝わっていれば幸いです。
Te agradecería que lo transmitieras bien.

しかし、昔の人は良く言ったもんだなぁと感心させられます。子供の頃にその歌を歌わせて遊ばせておいて、しっかり教育されている。
Sin embargo, estoy impresionado de que los viejos dijeran bien. Cuando era niño, me hicieron cantar y jugar con esa canción, y me educaron adecuadamente.

しかも、遊びの意味と内的探求の意味が上手く合わさっていて、二つの意味を成すなんて、素晴らしすぎる。
Además, el significado del juego y el significado de la exploración interior están bien combinados, y es demasiado maravilloso tener dos significados.

まさにアセンションそのものを封じ込めていて、だれが考えたのか知るよしもありませんが、上手すぎる。
Realmente resume la Ascensión en sí misma, y no sé a quién se le ocurrió, pero es buena.

歌を作った人は天才だと思いました。
Pensé que la persona que escribió la canción era un genio.

それでは、次章より、アセンション体験を進めていった先に、起こり狂う、覚醒体験した当時のお話をご紹介します。

Luego, a partir del próximo capítulo, presentaré la historia del momento en que tuve una experiencia de despertar, que se estaba volviendo loca antes de continuar con la experiencia de ascensión.

覚醒体験
EXPERIENCIA DE DESPERTAR

　愛と友情。そのエネルギーの使い方を知ると、上昇気流（アセンション）が起きるようになります。
　amor y amistad. Cuando sepas cómo usar esa energía, la corriente ascendente (ascensión) sucederá.

　上昇気流（アセンション）を使いこなせるようになると、臍下（へそした）あたりの上昇気流（アセンション）から、胸（ハート）に昇る龍となる上昇気流（アセンション）へと進化していき、喉（のど）へと昇華して、頭の中心、そして頭のてっぺんへと移り進む過程にて、スーパーアセンションとなり、地獄の苦しみと引き換えに豆を持つ様（よう）となるのです。これには注意が必要となり、身がかえるのです。
　Cuando puedes dominar la corriente de aire ascendente, evoluciona de la corriente de aire ascendente alrededor del ombligo a la corriente de aire ascendente que sube al pecho (corazón) y sube a la garganta y luego a la cabeza. centro del cuerpo y luego hasta la parte superior de la cabeza, te convertirás en una súper ascensión, y tendrás frijoles a cambio del tormento del infierno. Esto requiere precaución.

こうなってくると上昇気流（アセンション）させようと思う気持ちはなくなっていきます。それよりも、心（ハート）と頭（マァーラ）のバランスを取ろうと必死にもがきます。それが、冷や水浴びせられた模様（もよう）となるのです。

　Cuando esto suceda, el deseo de ascender desaparecerá. En cambio, lucho desesperadamente por equilibrar mi mente y mis pensamientos. Se convierte en un patrón que ha sido bañado con agua fría.

　結果的に、何もかもを手放していく姿となり、想像力すらも手放す姿となります。そして、内的探求で得た知識をも全（すべ）て覆（おお）い隠（かく）すようになります。

　Como resultado, se convierte en un estado de dejar ir todo e incluso la imaginación. También comienza a oscurecer todo el conocimiento que ha adquirido en su búsqueda interior.

　ただいま、その状態にあります。
　Estoy en ese estado ahora mismo.

今、僕がやっていることを明示
que estoy haciendo ahora

　過去も未来も夢なんだ。
　空想も妄想も夢と一緒（いっしょ）なんだ。
　記憶すらも夢なんだ。
　そのことに気が付けたなら、今すぐに言ってほしい、
　目に見えるものを追いかけます。
　目に見えるものはリアルである。
　目に見えるものは今の現実なのである。
　ですから、目に見えないものを追いかけ始めたら今すぐに言ってほしい。目に見えるものを追いかけます。と、そうすれば、あなたの目（まなこ）がパッチリになって後遺症もなんのその。

　El pasado y el futuro son sueños.

　Las fantasías y los delirios son lo mismo que los sueños.

　Hasta los recuerdos son sueños.

　Si notas eso, dímelo ahora mismo,

　"Persigo el mundo visible".

　El mundo visible es real.

　El mundo visible es la realidad presente.

　Entonces, si comienzas a perseguir el mundo invisible, dilo ahora.

　"Persigo el mundo visible".

　Si haces eso, tus ojos estarán perfectos y no habrá secuelas.

これで、頭は現在に同期を始める。

Ahora tu cabeza comienza a sincronizarse con el presente.

次にしてほしいことがあって、次って言ってもほぼ同時なんですけど、体の胴体（どうたい）と頭をつなげて同期をはかってほしいです。呼吸を実況中継してみてください。何秒吐いて、何秒吸ってとか考えなくていいです、今吐いている。今吸っている。くらいの程度でいいです。実況中継を始めると、現在に同期した頭と体の胴体（どうたい）が連動し始めます。ここに、ゆとりが生まれる様（さま）があります。

Hay algo que quiero que hagas a continuación. Quiero que conectes el torso y la cabeza del cuerpo y sincronices. Cuida tu respiración. No tienes que pensar en cuántos segundos para exhalar y cuántos segundos para inhalar. estoy vomitando ahora estoy fumando ahora Esto es suficiente. Cuando comiences a respirar en vivo, la cabeza y el cuerpo que están sincronizados con el presente comenzarán a trabajar juntos. Tendrás espacio en tu corazón.

とまぁ、こう言う状態となると、気が楽になります。もし、あなたが、上昇気流（アセンション）をあつかえるようになった後、手のつけられない混迷状態になったら、この文章を読んでほしいです。きっと思考と身体がリセットされることでしょう。

　Cuando tu mente está en este estado, te sientes a gusto. Si te encuentras en un estado de confusión incontrolable después de dominar la Ascensión, lee este artículo. Tu mente y tu cuerpo seguramente se restablecerán.

この文章を書いた後、起きたことを原文のまま記述
que paso despues de escribir esto

　何もかも手放していき、想像力すらも手放した結果、体の準備が整ったのか、一斉（いっせい）に体の感覚すらも手放した状態となった。

　El resultado de dejar ir todo, incluso la imaginación. Me pregunto si mi cuerpo estaba listo, y de repente dejo ir incluso los sentidos de mi cuerpo.

　それは、秘密の秘法って言われていて皆が通る道なのです。

　Se llama la fórmula secreta y es la forma en que todo el mundo va.

　自分の意思とは関係なく起こりました。そして、息もしているかどうかわからない、体の感覚すらもなくなっていて、ただ、そこに、ある。ただ、ここに、ある。と言った感覚のみとなるのでした。

　Ocurrió en contra de mi voluntad. Y ni siquiera sé si estoy respirando o no, ni siquiera puedo sentir mi cuerpo, simplemente está ahí. Pero aquí está. Era sólo la sensación de decir.

　思考すら存在しない感覚です。

　Es un sentimiento de que incluso los pensamientos no existen.

そして、頭がピクッ、ピクッっとなったかと思うと、体の感覚が戻ってきて、浅い呼吸を感じ、思考が戻ってきました。

Luego, cuando pensé que mi cabeza estaba acalambrada, mis sentidos regresaron a mi cuerpo, sentí una respiración superficial y mis pensamientos regresaron.

これは、いったい？…と分析を始める自分がいて、結局のところ、これまでの体験記憶から、この体験に似ている言葉を探すんだけれども、いろんな言葉が思いつき、当てはめていっても、当てはめた途端（とたん）、その言葉が嘘（うそ）に感じる感覚となり、言葉で説明することの矛盾（むじゅん）に気が付き、名前を付けると嘘（うそ）になると思うように至（いた）りました。

¿Qué es esto? … y empiezo a analizar, y al final, busco palabras que sean similares a esta experiencia de mis recuerdos de experiencia hasta ahora, pero incluso si se me ocurren varias palabras y las aplico, en el momento en que las aplico, me siento que las palabras eran mentira, y me di cuenta de la contradicción de explicar las cosas con palabras.

無意識に瞑想（めいそう）に没入した感じ…やっぱ言葉にすると嘘（うそ）になる。笑。

Me sentí como si estuviera inmerso inconscientemente en la meditación. Ponerlo en palabras sería una mentira.

一応、念のために、初心忘れるべからずと言う意味も込めて、僕が、その時、何を思ったのかだけ列挙しておきます。

Por el momento, solo para estar seguro, enumeraré solo lo que pensé en ese momento, con el significado de no olvidar mi intención original.

平安を味わう感じかな…、人様の言う無がこれか？、三昧（サマディ）がこれか？、しかし、無も三昧（ざんまい）も僕には偽（いつわ）りの言葉に見えて仕方ない。無と書くと、ただ、ここに、ある。と言う感覚があるため無ではないと結論づけれるし、三昧と書くと、心を一つのものに集中させて安定した精神状態になるさまと言う意味らしいのだが、僕自身、心を一つのものに集中させている感覚は、まったくない。自分の意思とは関係なく勝手にその状態が行われていくさまであるから、おそらく三昧（ざんまい）でもない。

Me pregunto si se siente como un sabor a paz… ¿Es este el "nada" que dice la gente? ¿Es esto samadhi? Sin embargo, no puedo evitar ver "la nada" y samadhi como palabras falsas. Si escribimos "nada", podemos concluir que no podemos decir "nada" porque tenemos la sensación de que "solo está ahí, está aquí". Parece que la palabra samadhi significa enfocar la mente de uno en una cosa y lograr un estado mental estable, pero yo mismo no siento que mi mente esté enfocada en una cosa en absoluto. Probablemente no sea samadhi porque está sucediendo sin mi voluntad.

じゃぁ、これは、なに？と分析を進めた結果論として、この状態に名前などあるはずがないと、エクスタシーの究極点と表現してもいいが、なにか伝えている言葉の印象が変わってしまっていることに気付く。初めてこの文章を読む人に語弊（ごへい）を与えかねない。その部分だけを見ると偽（いつわ）りにも見える。また、至福（しふく）か？と分析すると、この上ない幸福（心が満ち足りていること）と言う意味らしいが…いや、そう言うことじゃないんだよなぁ…結果的にそう言う状態になるのかもしれないけれど、体感的、感覚的にはそんな印象ではなくて…。

　¿Qué es esto? Como resultado del análisis, no puede haber nombre para este estado, puede expresarse como el punto último de éxtasis, pero noto que la impresión de las palabras transmitidas ha cambiado. Puede ser engañoso para aquellos que leen esta oración por primera vez. Si miras solo esa parte, parece falso. ¿"Felicidad" otra vez? Si lo analizas, parece significar felicidad suprema (corazón satisfecho). No, no es así… Puede terminar siendo así, pero no da ese tipo de impresión física y emocionalmente.

　言葉にするとやはり偽（いつわ）りとなる。嘘（うそ）になる。言葉で表現できない境地とも言えるが、結局それはなんですか？となると説明つかない。

　Ponerlo en palabras sería una mentira. ser una mentira Se puede decir que es un estado que no se puede expresar con palabras, pero ¿qué es al final? No puedo explicarlo.

そう言う感覚を味わいました。
Sentí la sensación de decir eso.

そういった経験を経て思うことがあります。
Después de esa experiencia, tuve una idea.

「そうか、思考すること、そのものが夢だったんだ。」
でした。
"Bueno, pensar era un sueño en sí mismo".

　もし、この文章を読んで上昇気流（アセンション）に興味を持ち、体験してみたいと思われた方がいらっしゃいましたら、愛と友情のエネルギーの使い方を体験してみてください。
　Si está interesado en la corriente ascendente (ascensión) después de leer este texto y quiere experimentarlo, experimente cómo usar la energía del amor y la amistad.

　これが、あなたの為（ため）となるか、どうかは、あなた自身の思考にかかっています。是非、お楽しみいただければと思います。
　Si esto funciona para usted o no, depende de usted. Esperamos que lo disfrutes.

救済策 POLÍTICA DE RESCATE

　アセンションと呼ばれる上昇気流を堪能（たんのう）し始めると、ヘソ下あたりの上昇気流（アセンション）から、ハートあたりの上昇気流（アセンション）、ノドあたりの上昇気流（アセンション）、頭蓋（ずがい）の中へと入っていく上昇気流（アセンション）を経験していくようになります。そうなってくると、それまでの快楽や幸福感を得る楽しみとは正反対の苦楽を味わうようになっていきます。

　Cuando comienzas a disfrutar de la corriente de aire ascendente llamada ascensión, la corriente de aire ascendentc alrededor del ombligo (Ascensión), la corriente de aire ascendente alrededor del corazón (Ascensión), la corriente de aire ascendente alrededor de la garganta (Ascensión) y la corriente de aire ascendente precipitarse en el cráneo (Ascensión).experiencia Cuando eso suceda, comenzarás a experimentar el sufrimiento y el paraíso, que es exactamente lo contrario del placer de tener una sensación de felicidad.

上昇気流（アセンション）すればするほど、苦しみ、寒気、悪寒（おかん）を味わうようになり、ヒーリングを辞めてしまう程の、精神的に追い詰められた状態、そうですね、医学的には統合失調症（とうごうしっちょうしょう）やうつ病と診断される類（たぐ）いの症状が現れ始めます。

　Cuanto más "asciendas", más sufrirás, más experimentarás escalofríos y más agotado mentalmente estarás hasta el punto en que dejarás de "ascender". Bueno, empiezas a tener el tipo de síntomas que se diagnostican médicamente como esquizofrenia o depresión.

　ですから、注意が必要です。
Así que ten cuidado.

　僕の場合、たまたま読書が好きで、読んだ本に助けられることになりました。その結果を自分の言葉で、ご紹介したいと思います。
　En mi caso, simplemente me gusta leer libros, y los libros que leí me ayudaron. Me gustaría presentar los resultados con mis propias palabras.

過去や未来について思い悩む状態をマインドワンダリングと呼ぶ。
El estado de preocupación por el pasado o el futuro se denomina divagación mental.

　上昇気流（アセンション）が頭蓋（ずがい）の中まで入っていく上昇気流（アセンション）を体験して行った結果、寒気や悪寒、恐怖感や不安感に襲われて、精神的に追い詰められた状態に陥（おちい）って行きました。その結果、目に見えないものを追い求め過ぎている自覚が芽生え、目に見えるものを追い求めるように意識を変えて普段の生活を過ごすようになりました。
　Como resultado de experimentar las corrientes de aire ascendentes (ascensión) que ingresan al cráneo, fui atacado por escalofríos, escalofríos, miedo y ansiedad, y caí en un estado mentalmente acorralado. Como resultado, me di cuenta de que estaba persiguiendo demasiado de lo que no podía ver.

　そんな中、気が付いたことを記述します。
　Mientras tanto, escribiré lo que noté.

今の今まで、過去の記憶が断片的にイメージで現れると、そのことについて永遠と思い出して、あの時こうだったとか、思いを巡らしていました。そういった繰り返し、ループって、実は、目に見えないものを追い求めている姿だったんだ。と気がつくようになり、あっ、目に見えるものを追いかける姿に戻ります。って宣言して戻ってみると、今の今まで、これに苦しめられていたんだって発見があり、過去の記憶って、記憶データであって、そのデータをイメージで膨らませた空想、言い換えるならば妄想なんだって気付きを得たわけです。

　Hasta ahora, cuando mis recuerdos del pasado aparecían en imágenes fragmentarias, siempre los recordaba y me preguntaba cómo era en ese entonces. Me di cuenta de que tal repetición, un bucle, era en realidad una forma de perseguir un mundo invisible. Entonces, cuando declaré: "Regresaré a la forma de perseguir el mundo visible", y regresé, descubrí que esto me había atormentado hasta ahora. Me di cuenta de que los recuerdos del pasado son datos memorizados y fantasías infladas con imágenes, es decir, delirios.

　それが、わかると、例えば、宝くじなんかの一等が当選したら、何しようとかいう想像、言い換えるならば妄想も、目に見えないものを追い求め過ぎている姿なんだな。と気付きがあり、そっか、これも、こうあったらいいなっていう未来予想図でしかなくて、結局のところは、過去の記憶の空想や妄想と一緒で、目に見えないものを追い求め過ぎている姿なんだな。って気付きがありました。

Una vez que entendí eso, me di cuenta de que la imaginación de lo que haría si ganara el primer premio de la lotería, o en otras palabras, los delirios, era una forma de búsqueda excesiva de algo invisible. Esto no es más que una visión del futuro que dice: "Ojalá fuera así". Al final, es como las fantasías y los delirios de los recuerdos pasados, y es una figura que persigue demasiado las cosas invisibles. Tenía una realización

　正直に言うと、これもかよって気持ちにはなりましたが、目に見えるものを追い求めるように意識を変えて過ごすだけで、かなり意識改革ができるもんなんだな。と思うようになっています。
　Para ser honesto, he llegado a pensar que puedes cambiar tu conciencia considerablemente simplemente cambiando tu conciencia para perseguir lo que puedes ver.

　とにかく、今は、目に見えないもの（過去や未来）を追い求め始めたら、目に見えるものを追い求める姿に戻りますと言って。リセットする癖（くせ）をつけていけたらいいな。と思っています。
　De todos modos, cuando empiezo a perseguir lo invisible (pasado y futuro), creo que sería bueno si pudiera adquirir el hábito de reiniciar diciendo: "Voy a volver a perseguir lo visible".

しかし、目に見えるものを追い求める姿に戻っても解決できないような、寒気、悪寒、恐怖感、不安感に陥（おちい）ってしまった場合のためにも、知っておいてほしいことがあります。

　Pero en caso de que te encuentres con escalofríos, escalofríos, miedos e inseguridades que no puedan resolverse volviendo a tu búsqueda de lo visible, esto es lo que necesitas saber.

それが、これ。
Es esto.

薬指の秘密。リラックス法。体を脱力させる方法です。
El secreto del dedo anular. método de relajación. Es una manera de relajar tu cuerpo.

手にある五本の指には、おのおの使い方や意味が存在しています。そのことを引用しながらご紹介していきます。
Cada uno de los cinco dedos de la mano tiene su propio uso y significado. Lo presentaré mientras lo cito.

柳生心眼流（やぎゅうしんがんりゅう）
■手の指の話、手には筋繊維として三つの流れがある。
一つ目は、親指の流れ、
二つ目は、人差し指と中指の流れ、
三つ目は、薬指と小指の流れ。
〜それそれの指の意味〜
・親指：強い力、親指は最後に頼りなさい。
（力を伝えたい時だけ使うイメージ）
・人差し指：伸ばす力
・中指：回転の指、中指を中心にして回すと手は回りやすくなる。
・薬指：交感神経、副交感神経が通っているのは薬指だけ。敏感（びんかん）。一番感覚が鋭（するど）い。
・小指：子供は家を纏（まと）める：鎹（かすがい）：小指で握ったらまとまる。

Yagyu Shinganryu

▪ Hablando de los dedos de la mano, hay tres flujos de fibras musculares en la mano.
El primero es el flujo del "pulgar",
El segundo es el flujo del "dedo índice" y el "dedo medio",
El tercero es el flujo de "dedo anular" y "dedo meñique".

〜El significado de cada dedo〜

・Pulgar: poder fuerte, el pulgar es el último en el que confiar. (Úselo solo cuando quiera transmitir potencia)

・Dedo índice: potencia para extender

・Dedo medio: dedo giratorio. Girar la mano alrededor del dedo medio facilita el giro.

・Dedo anular: solo el dedo anular tiene nervios simpáticos y parasimpáticos. sensible. Los más sensibles.

・Dedo meñique: los niños mantienen unida a la familia: el dedo meñique tiene la capacidad de unir la fuerza de los otros dedos.

引用元：武術格闘家 菊野克紀 の 誰ツヨDOJOy
https://www.youtube.com/watch?v=8H6LtlSZ8Bw

僕は、格闘家ではないため、人を殴ることは無いですが、指の意味や、指の使い方に興味があって、どんなことにでも転用できそうな気がしたので、自分なりに研究を始めています。その中で、少し、わかってきたことをご紹介しておきます。

　No soy un artista marcial, así que no golpeo a la gente, pero me interesa el significado de los dedos y cómo usarlos. Sentí que se podía desviar a cualquier cosa, así que comencé a investigar a mi manera. Voy a presentar lo que he aprendido en él.

　格闘技などの殴ることを前提とした場合、小指と薬指を握り込む形になるのかなと思います。

　Si está asumiendo que golpeará, como en las artes marciales, creo que será apretando el dedo meñique y el dedo anular.

殴ることに重きを置いた形
Una forma que enfatiza golpear

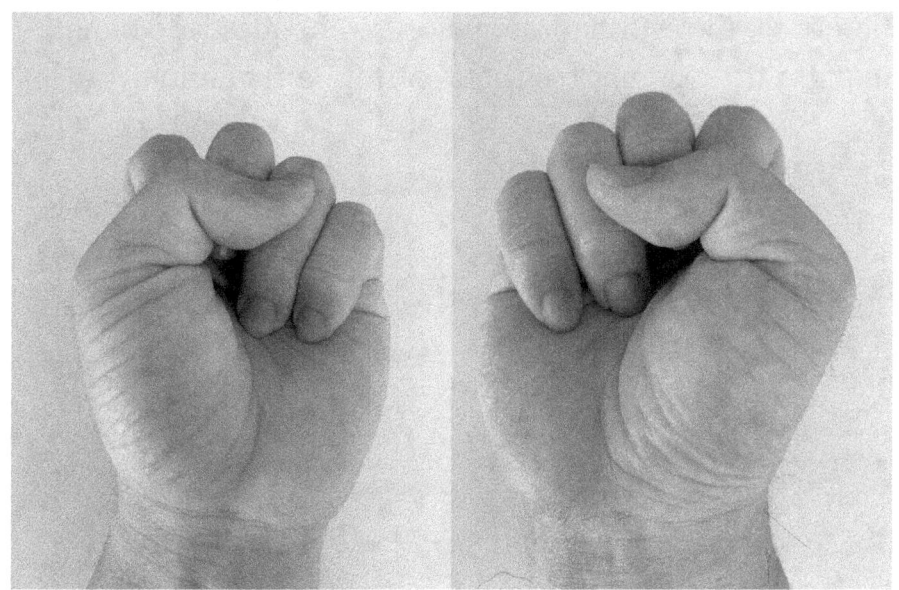

しかし、これでは、小指、薬指にどうしても力（ちから）が入ってしまうため、ウォーキングで試してみると、楽にはなるのですが、ちょっと肩の力（りき）みが発生してしまう気がして、改良を重ねていった結果、握り込まない握り方を編み出しました。ウォーキング専用です。

　Sin embargo, esto inevitablemente ejercerá mucha fuerza sobre el dedo meñique y el dedo anular. Cuando lo probé mientras caminaba, se volvió más fácil, pero sentí que me causaba un poco de tensión en los hombros. El resultado de mejoras repetidas. Ideé una manera de sostenerlo sin apretarlo. Para caminar.

握り込まないグー
forma de no agarrar

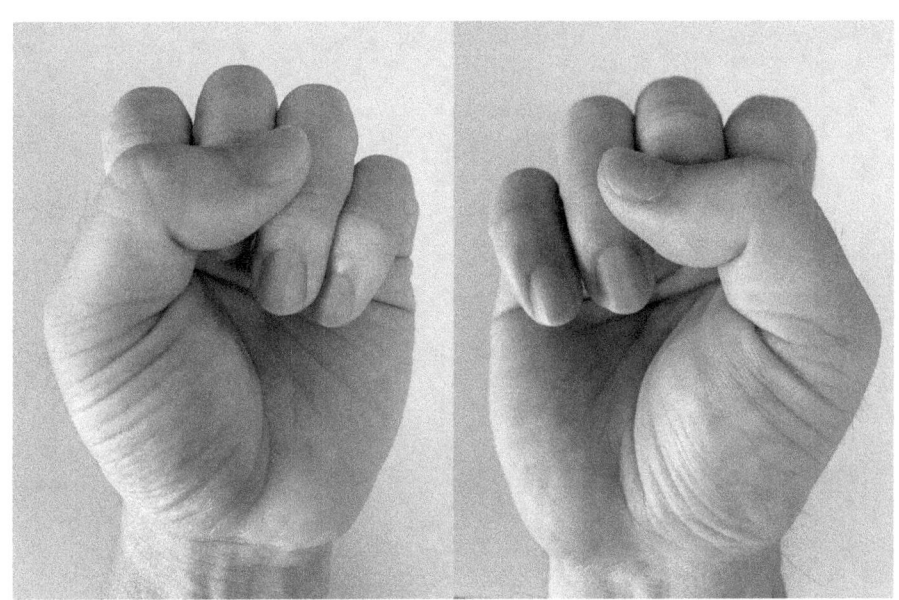

重要になるのが、親指を薬指に軽く触れるような感覚で、軽く添えるようなイメージで、握（にぎ）り込まないように、力（りき）まないようにすることが重要です。

La clave es sentir que tu pulgar toca ligeramente tu dedo anular. Es importante no apretar, no forzar.

それでは、次に、普通の人が普通に役立つ薬指の使い方をご紹介します。それは、薬指の爪に親指の腹を軽く触れるように置きます。力（ちから）は入れずにそのままの状態で過ごします。すると、肩の力は抜けていき、足の指先までぐぃーっと伸びていく感覚を味わい、今まで感じたことないような良好な感覚を味わいます。

A continuación, presentaré cómo usar el dedo anular que la gente común puede usar a diario. Se coloca en la uña del dedo anular con la palma del pulgar ligeramente tocada. Déjalo como está sin ningún esfuerzo. Entonces el peso sobre tus hombros desaparecerá. Disfruta de la sensación de estirarte hasta los dedos de los pies. Sentirás una buena sensación que nunca antes habías sentido.

　その効果は覿面（てきめん）です。
El efecto es notable.

発見当初の形
cuando se descubrió por primera vez

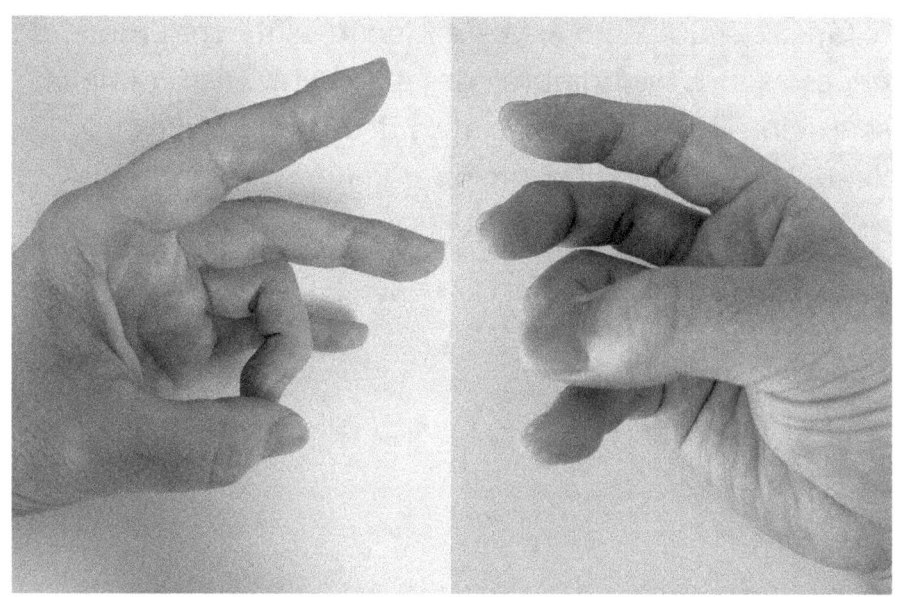

なれてくるとこうなりました。が、しかし、足の指先までぐぃーっと伸びるような感覚は減少して行きます。

Esto es lo que pasó cuando me acostumbré. Sin embargo, la sensación de estirarse hasta la punta del dedo va disminuyendo.

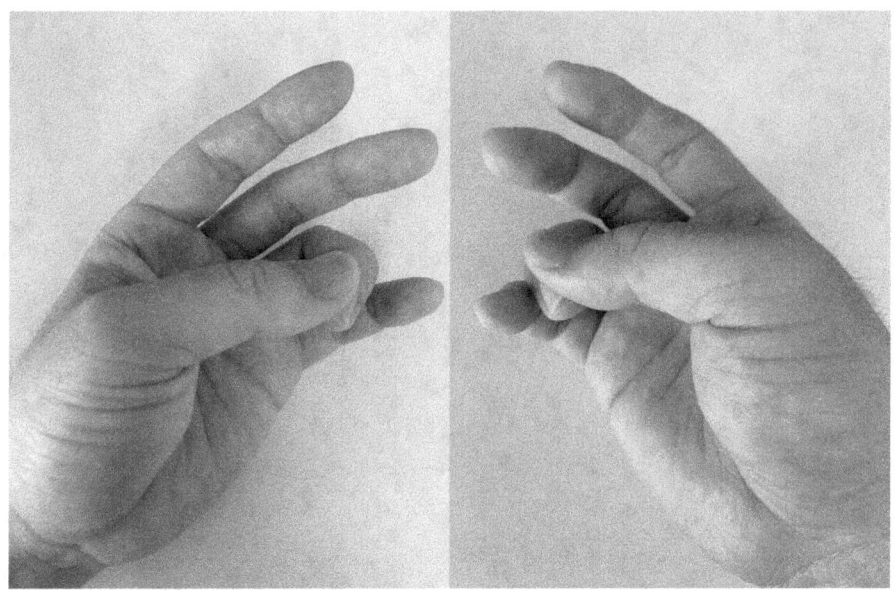

爪に当てずに指の腹同士にすると、反対のことが起こるような気がします。手がジンジンして、手が震えてくる感じ、興奮状態になっている気がします。注意が必要です。

　Siento que sucede lo contrario cuando junto los dedos en lugar de tocarme las uñas. Siento que me tiemblan las manos y estoy en un estado de excitación. Deberías ser cuidadoso.

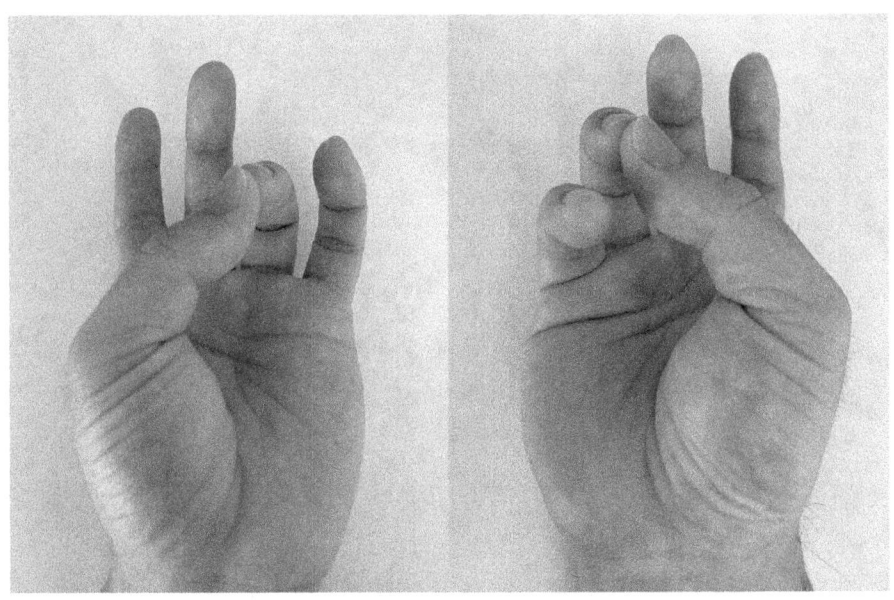

薬指の爪と皮膚に親指を触れるように添えると自然とピースになります。肩と首あたりまで守られているような感覚になりました。

Si pones tu pulgar en la uña y la piel de tu dedo anular, naturalmente se convertirá en un signo de paz. Sentí que mis hombros y mi cuello estaban siendo protegidos.

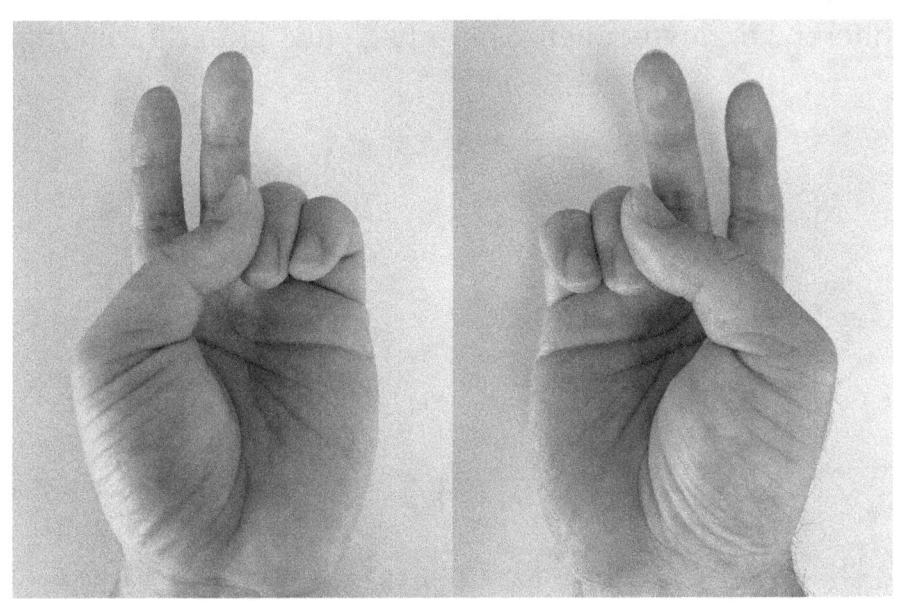

薬指の第一関節に親指の腹の先を軽く当て、親指が薬指の関節を触っている感覚がある状態を作ります。そして、親指の腹を薬指の爪に触れるように軽く置きます。本当に些細な違いですが、感覚的に大きな違いが生まれます。

Toque ligeramente la punta de la palma de su pulgar en la primera articulación de su dedo anular para que sienta que su pulgar toca la articulación de su dedo anular. Luego, coloque suavemente la palma de su pulgar para que toque la uña de su dedo anular. Es una diferencia muy pequeña, pero hace una gran diferencia.

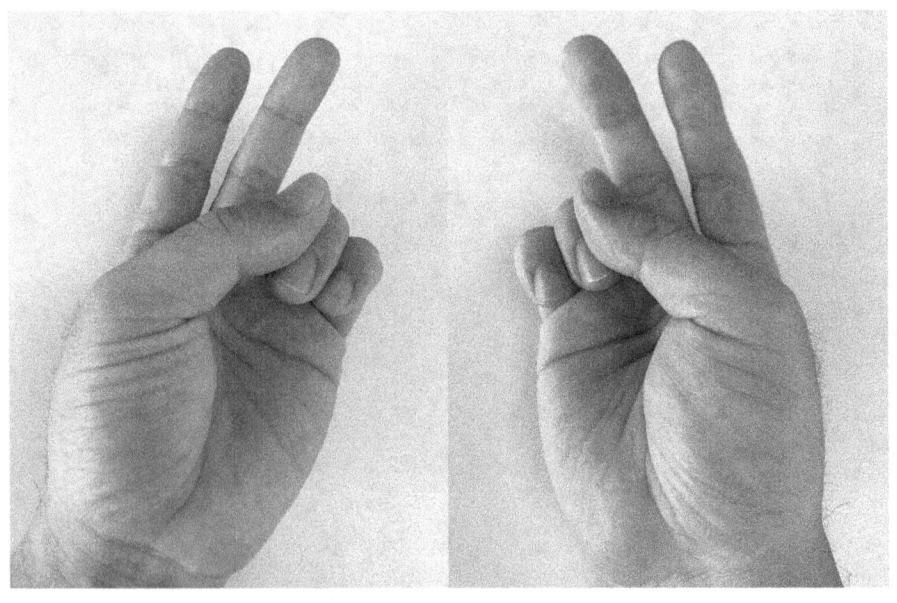

これ、スゴイって感動しています。
Estoy tan impresionado con esto.

薬指の甲側（こうがわ）に親指の腹（はら）で触れると、全身の力が抜けていき、心まで安定していくような気がしました。副交感神経が優位の状態になっているのではないかと仮説を立てています。また、恐らくですが、薬指の手のひら側に親指の腹（はら）を置くと交感神経が優位の状態に働くのではないかと仮説を立てています。

Cuando toqué la parte posterior de mi dedo anular con la palma de mi pulgar, sentí que todo mi cuerpo estaba relajado e incluso mi mente se estabilizó. Tengo la hipótesis de que el sistema nervioso parasimpático está en un estado dominante. También, tal vez, planteo la hipótesis de que colocar la palma del pulgar en el lado de la palma del dedo anular hace que los nervios simpáticos funcionen en un estado dominante.

結果がすぐに欲しい場合、この形が有効だと思います。
Si quieres resultados inmediatos, creo que esta forma es efectiva.

あと、もう一つ、ご紹介しておきます。
Me gustaría presentar una cosa más.

それは、薬指だけ、ほんの少し曲げる方法です。これだけです。これだけですが、意外に効果がある。効果覿面（こうかてきめん）とまではいかなくとも、ゆる～く結果が出るタイプです。普段の何気無い仕草の中に取り入れるといいんだろうな。と思っています。

Es solo una forma de doblar un poco el dedo anular. Solo esto. Esto solo es sorprendentemente efectivo. Es un tipo que produce resultados lentamente, incluso si no es efectivo. Sería bueno incorporarlo a los gestos casuales habituales.

ナチュラルにリラックスします。
Relájate naturalmente.

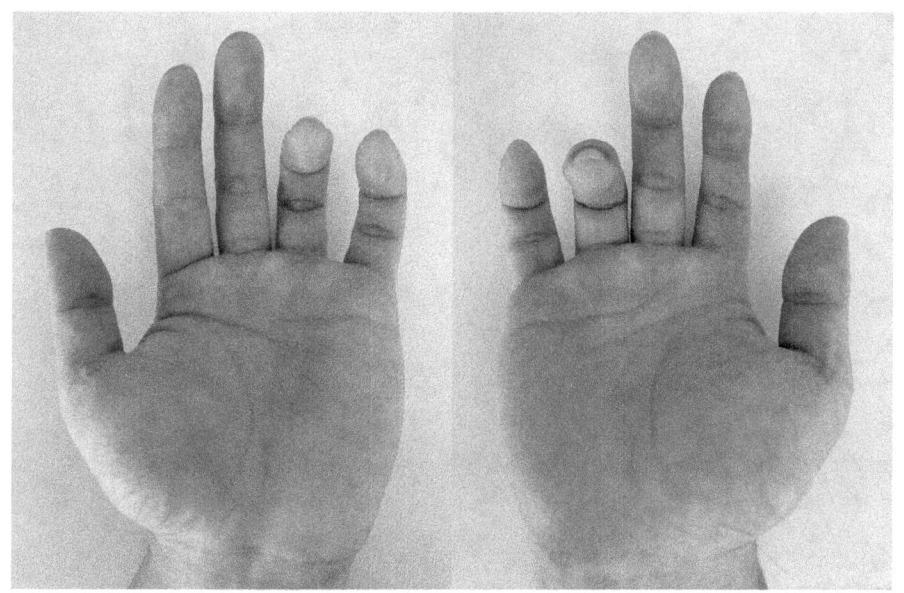

これが、薬指の秘密。リラックス法。体を脱力させる方法です。本当に困った時に思い出してみてください。

　Este es el secreto del dedo anular. método de relajación. Es una manera de relajar tu cuerpo. Por favor, trate de recordar cuándo está realmente en problemas.

そんな中でも、教えの享受（きょうじゅ）は行われていきました。籠目（かごめ）の話や、閻魔（えんま）の話、膨大な情報量の啓示（けいじ）を受け、あまりの恐怖にメモを読む気さえ起こらない苦しみ、不安、恐怖を体験して、今でもそのメモを読もうとは思えません。

Aun así, el disfrute de las enseñanzas continuó. Recibí una revelación de una gran cantidad de información, como la historia de Kagome y la historia de Enma. Ni siquiera puedo leer las notas porque estoy tan asustada que experimenté el dolor, la ansiedad y el miedo, e incluso ahora no puedo pensar en leer las notas.

閻魔（えんま）の意味
significado de enma

見目麗（みめうるわ）しい、王冠（おうかん）、王妃（おうひ）、生命の実を授けられた者がたどる軌跡（きせき）。えんま、漢字にすると妙（みょう）に恐ろしくなりますが、本当の意味は、閻魔（みめうるわしい、度を越して一つのことに熱心な人）と言う意味となります。

Una hermosa trayectoria seguida de coronas, reinas y los que reciben el fruto de la vida. Enma, cuando está escrito en kanji, suena extrañamente aterrador, pero su verdadero significado es Enma (una persona hermosa que está demasiado entusiasmada con una cosa).

そう言った意味も加味してお読み頂ければ幸いです。
Le agradecería que pudiera leerlo con el significado de lo que dije.

籠目（かごめ）の意味
Significado de kagome

　籠目（かごめ）、文字にすると籠（かご）の目となります、平たく言うと六芒星（ろくぼうせい）です。三角形と逆三角形が交差した絵図柄（えずがら）を意味します。簡略的に伝えると光の図です。

　Kagome, si lo escribes, serán los ojos de la canasta, y si lo dices rotundamente, será un hexagrama. Significa un patrón de imagen en el que un triángulo y un triángulo invertido se cruzan. En términos simples, es un diagrama de luz.

籠目（かごめ）と呼ばれる六芒星をクローズアップ。
Un primer plano de una estrella de seis puntas llamada Kagome.

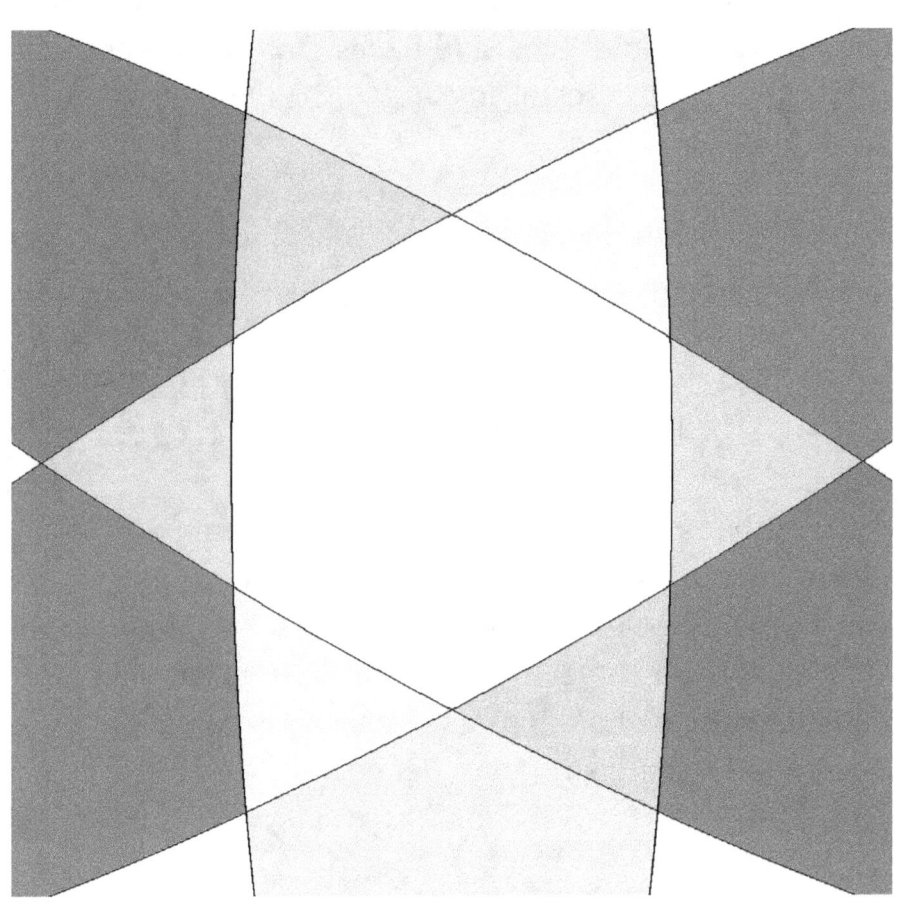

しかし、希望もあって、そんな酷（こく）な中でも、目には見えない感覚で感じる、世界も実在していて、やり方を間違えると、寒気や悪寒、さらには恐怖や不安を覚えるような苦しみを味わいます。

　Sin embargo, también hay esperanza, e incluso en un mundo tan cruel, hay un mundo real que puedes sentir con un sentido invisible. Si lo haces mal experimentarás el dolor de sentir escalofríos, escalofríos, miedo y ansiedad.

　しかし、やり方さえ間違わなければ至福（しふく）と言いますか、極楽と言いますか、頭と心が共存する感覚とでも言いましょうか、心（ハート）と頭（マァーラ）が共存している感覚、体は脱力していて尚且（なおか）つ幸福感、至福感を味わい。天上の喜びを味わっているような様（さま）となりました。

　Sin embargo, si no comete un error, disfrutará de la dicha y el paraíso. Llamémoslo el sentimiento de coexistencia de pensamientos y mente, el sentimiento de coexistencia de corazón y pensamientos, el sentimiento de felicidad y dicha mientras el cuerpo está relajado. Sentí que estaba disfrutando del gozo celestial.

その感覚を味わった時、これだ、これだ、これを味わっていたんだ。これを味わうためにアセンションを日々続けて来てたんだ。と弱気になっていた精神状態から回復して行く様（さま）を体感しています。

　Cuando probé esa sensación, esto es todo, esto es todo, esto es lo que he estado experimentando hasta ahora. Para saborear esto, he continuado la corriente ascendente (ascensión) todos los días. Siento que me estoy recuperando del estado mental débil.

　しかし、ここで、重要になってくることがあります。理由はとかくわかりませんが、上昇気流（アセンション）を続けて行った結果、上昇気流（アセンション）依存症とも言えそうな状態へと移行していきます。

　Pero aquí es donde las cosas se vuelven importantes. No sé la razón, pero como resultado de continuar con la corriente ascendente, pasaré a un estado que se puede decir que es una adicción a la corriente ascendente (ascensión).

そうなってくると、自分の意思とは関係なく、上昇気流（アセンション）が立て続けに起こっていき、昼夜を問わず起こり狂うようになっていきます。こうなってくると、自分では手に負えないと判断してしまい病院を頼るようになっていきました。

　Cuando eso suceda, independientemente de su voluntad, la corriente ascendente (ascensión) ocurrirá en rápida sucesión, y será una locura sin importar el día o la noche. Cuando esto sucedió, decidí que no podía manejarlo sola y comencé a depender del hospital.

しかし、これには注意が必要です。お医者様は上昇気流（アセンション）体験をしたことない人達です。僕がいくら訴えても、頭のおかしいヤツにしか思いません。すぐに薬と療法に専念する話を持ちかけて来ます。僕は思いました。

Pero ten cuidado con esto. Los médicos son personas que nunca han tenido una experiencia de ascensión. No importa cuánto me queje de mis síntomas con el médico, solo piensan que estoy loco. El médico pronto hablará sobre centrarse en la terapia con medicamentos. Tuve una epifanía.

自分に対して次のことを問いかけます。
Me pregunté a mí mismo:

あなたはアセンションを他人に理解出来るほどの説明力を持っていますか？僕の答えはNOでした。ですので、医者に頼っても答えは導き出されません。辛抱（しんぼう）強く自らの体と対話して対処法を構築して行くしか方法はございません。

¿Eres lo suficientemente descriptivo para hacer que la Ascensión sea comprensible para los demás? Mi respuesta fue NO. Por lo tanto, incluso si confía en el médico, no se derivará la respuesta. No hay otra forma que interactuar pacientemente con su propio cuerpo y construir un método de afrontamiento.

しかし、現代であれば、その対処法は書物を通じて知り得ることができます。対策は可能ですし、少し良くなって、あの方法は正しいかどうかを検証していき、して良い方法と、してはならない方法の分別をつけて行くと、次第に答えが見えて来たりします。

Sin embargo, en los tiempos modernos, puedes aprender a lidiar con eso a través de los libros. Las contramedidas son posibles. Cuando mejoro un poco, verifico si ese método es correcto o no, y cuando hago una distinción entre lo que se debe hacer y lo que no se debe hacer, la respuesta se irá viendo poco a poco.

僕の場合、運良く本に恵まれ、運良く自分の生活パターン、思考パターン、行動パターンを検証することが出来ました。そういったことができるようになってくると、それまでの苦しみや寒気や悪寒や恐怖や不安などを少しづつ軽減できるようになり、冷静さを取り戻すに至（いた）りました。

En mi caso, afortunadamente, fui bendecida con libros y, afortunadamente, pude verificar mi patrón de vida, patrón de pensamiento y patrón de comportamiento. Una vez que pude hacer eso, pude reducir gradualmente el dolor, los escalofríos, el miedo y la ansiedad que había experimentado hasta ese momento, y recuperé la compostura.

そして、わかってきたことがございます。どうやら、片方だけを上昇させると、閻魔［えんま］（王冠、豆）の判断によって、苦しみがもたらされ、寒気や悪寒、恐怖や不安が、表面化して苦しみを味わうようになっているようです。

Y he aprendido algo. Aparentemente, si solo se levanta un lado, el sufrimiento será causado por el juicio de Enma (corona, frijol), y escalofríos, miedo y ansiedad saldrán a la superficie y experimentarán sufrimiento.

片方だけではなく、両方を上昇させれば、なぜだかわからないですが、極上の至福、極楽を味わえるようになっているようです。

No sé por qué, pero si levanto ambos lados en lugar de solo uno, parece que puedo disfrutar de la máxima felicidad y paraíso.

が、しかし、これからも検証は必要だと自認しながら評価すると、極楽と地獄は表裏一体となっていて、その者の持つ思考パターン、行動パターン、生活パターンによって、どちらにも転び得るようになっていると言うことだけ見えてきました。

Sin embargo, lo evaluaré admitiendo que la verificación es necesaria a partir de ahora. El Paraíso y el Infierno son dos caras de la misma moneda, y dependiendo del patrón de pensamiento, el patrón de comportamiento y el patrón de vida de la persona, parece que pueden ir a cualquiera de los dos.

僕が今、得ている、思考パターンを説明します。**目に見えないものを追いかけるようになったら、そのことにいち早く気づいて、目に見えるものを追いかける姿に戻ります。**と自らに宣言することです。

　Voy a explicar el patrón de pensamiento que estoy recibiendo en este momento. Si comienzas a perseguir algo que no puedes ver, debes ser el primero en notarlo y decirte a ti mismo: "Volveré a perseguir algo visible".

　これにより、過去の記憶に紐付（ひもづ）いた空想や妄想から脱却（だっきゃく）できます。また、反対のありもしない未来の空想や妄想からも脱却できます。

　Esto le permite escapar de las fantasías y delirios asociados con los recuerdos del pasado. También te permite romper con las fantasías y los delirios del futuro inexistente opuesto.

　これは今は仮説ですが、いたずらに至福を望み、妙な空想や妄想をすることなく、ありのままの至福を味わい、腹八分目の極楽を享受できるようになるのではないかと考えているわけです。おそらく、その一線を越えると、苦しみや、寒気や悪寒、恐怖や不安を味わうようにできているのかもしれません。

　Esto es solo una hipótesis, pero creo que podremos disfrutar del paraíso al 100% disfrutando de la dicha tal como es, sin imaginar fantasías extrañas o delirios. Quizás estamos diseñados para experimentar sufrimiento, escalofríos y escalofríos, miedo y ansiedad cuando cruzamos esa línea.

とりあえず、そう言うことが、少しわかってきたので、ご報告と説明をさせていただきます。

Por el momento, he llegado a entender un poco sobre eso, así que informaré y explicaré.

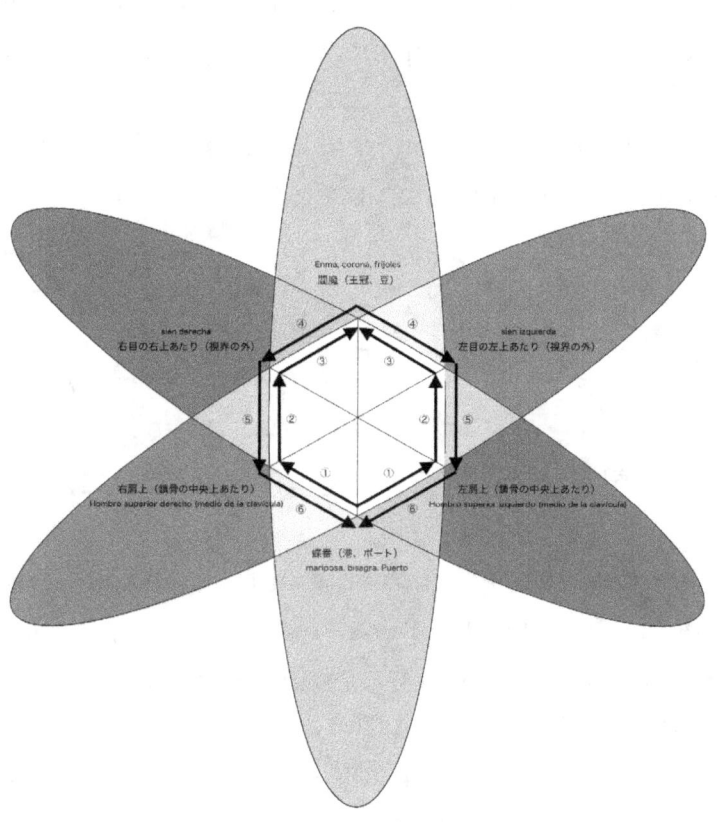

蝶番［ちょうつがい］部分（港やポートと書かれている部分）が出発点です。そして、左右の航路（こうろ）を同時にたどって行き、閻魔［えんま］部分（王冠、豆）と呼ばれる目的地に進んで行きます（数字表記で言う1、2、3を順に左右同時にたどっていきます）。

　La parte de la bisagra (la parte donde está escrito el puerto) es el punto de partida. Luego, siguen las rutas izquierda y derecha al mismo tiempo y proceden al destino llamado la parte Enma (corona, frijol) (1, 2, 3 en notación numérica se siguen al mismo tiempo a la izquierda y a la derecha en orden).

　これにより、ハートのエネルギーが頭のエネルギーへと意図的に上昇して行きます。そして、てっぺんまで行くと閻魔の判断を待ちます。閻魔の判断が出たら、左右の航路を同時にたどっていき、蝶番部分（港、ポート）へと戻って行きます（数字表記で言う4、5、6を順に左右同時にたどっていきます）。

　Esto mueve intencionalmente la energía del corazón hacia la energía de la cabeza. Y cuando llegas a la cima, esperas el juicio de Enma. Cuando se tome la decisión de Enma, siga las rutas izquierda y derecha al mismo tiempo y regrese a la parte de la bisagra (puerto) (4, 5, 6 en notación numérica se siguen al mismo tiempo a la izquierda y a la derecha).

これにより、頭のエネルギーがハートのエネルギーへと意図的に下降して行きます。そして、極上の至福や極楽を味わうようになるのです。この方法を過(あやま)つと、苦しみ(寒気、悪寒、恐怖、不安)に変わるので注意が必要です。

Esto hace que la energía de la cabeza descienda intencionalmente hacia la energía del corazón. Entonces experimentarás el gozo y la dicha supremos. Si no sigue este método, se convertirá en sufrimiento (escalofríos, miedo, ansiedad), así que tenga cuidado.

あっ、そうそう、蝶番(ちょうつがい)の部分(港、ポート)。その位置がどこにあるのか、これは、私の主観でお話をします。このままの書き方ではハートの中心のように取られてしまいかねません。心房(しんぼう)や心臓(しんぞう)と、とらえられがちかと思います。

Ah, así es, la parte de la bisagra (puerto). Hablaré de dónde está esa posición en función de mi subjetividad. Si lo escribes como está, puede ser tomado como un corazón. Algunos pueden pensar que es el corazón.

が、しかし、私の感覚では、ちょっと上の方なんですね。
Sin embargo, en mi sentido, es una posición un poco más alta.

感覚で感じる感覚が蝶(ちょう)みたいな感覚があるため蝶番(ちょうつがい)と表現して進めさせていただいています。
Como el sentimiento que siento con mis sentidos es como una mariposa, lo expreso como una bisagra.

医学的な臓器（ぞうき）で説明すると、心臓の上あたりにある胸腺（きょうせん）なのではないかと私はとらえています。

En cuanto a los órganos médicos, creo que es el timo ubicado sobre el corazón.

実際、目では確認できないところに、おもしろみがあります。

Hay algo interesante al respecto que no se puede ver a simple vista.

また、閻魔［えんま］（王冠、豆）の部分。その位置がどこにあるのか、これも、私の主観でお話をします。王冠って表現すると、頭蓋骨（ずがいこつ）の頭頂骨（とうちょうこつ）と頭頂骨をつなぐ矢状縫合（しじょうほうごう）された広範囲な部分を連想されるかもしれないと思ったため、豆とも表現しています。

También la parte de Enma (corona, frijol). También hablaré de dónde está esa posición desde mi punto de vista subjetivo. Pensé que la corona podría estar asociada con el área ancha del cráneo que se sutura sagitalmente entre los huesos parietales del cráneo, por lo que también lo expresé como un frijol.

豆は、上昇気流（アセンション）を続けていって、苦しみ抜いた先に現れ出でます。言葉では、まったく説明がつかないため、医学的な表現で説明すると、頭蓋骨（ずがいこつ）にある前頭骨（ぜんとうこつ）と左右の頭頂骨（とうちょうこつ）との間にある縫合（ほうごう）を冠状縫合（かんじょうほうごう）と呼びます。

Los frijoles continúan subiendo (ascensión) y aparecen al final de su sufrimiento. Las palabras no pueden explicarlo en absoluto, por lo que en términos médicos, la sutura entre el hueso frontal y los huesos parietales izquierdo y derecho del cráneo se denomina sutura coronal.

その冠状縫合（かんじょうほうごう）と矢状縫合（しじょうほうごう）が交わるポイントを豆の位置、閻魔［えんま］（王冠、豆）の位置と表現させて進めさせていただきます。

El punto donde se cruzan las suturas coronal y sagital es la posición del frijol. Alternativamente, procederé expresándolo como la posición de Enma (corona, frijol).

これも胸腺（きょうせん）と同様で、実際、目では確認できないところに、おもしろみがあります。

Este también es similar al "timo", y lo interesante es que no se puede ver a simple vista.

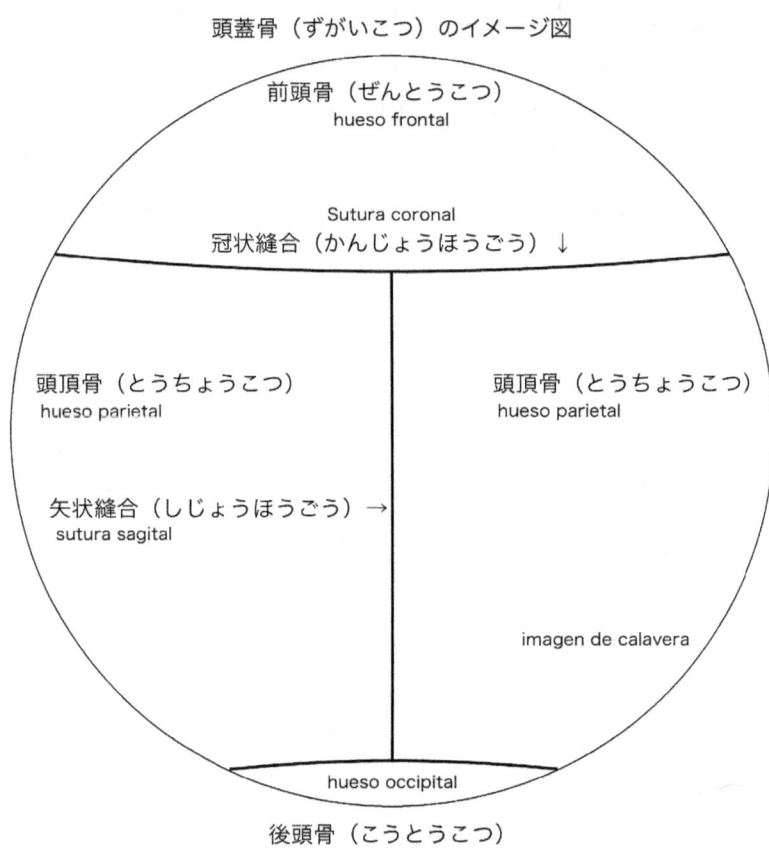

また、閻魔（えんま）と呼ぶ理由は、その王冠、豆の存在の判断を待（ま）つ行為（こうい）が、その昔読んだ西遊記やドラゴンボールなどに出てくる閻魔の絵図柄（えずがら）に酷似（こくじ）していたため、そう呼ばせていただいています。

　Además, la razón por la que se llama Enma es porque el acto de esperar el juicio de la existencia de la corona y los frijoles se parece mucho a la imagen de Enma que aparece en el Viaje al Oeste y Dragon Ball, que leí hace mucho tiempo.

　蝶番［ちょうつがい］（胸腺（きょうせん））から順をなして生命エネルギーが列を成して並んで昇（のぼ）っていく姿に、その物語たちが連想されて、よく似ていると思いました。

　Me acordé de estas historias por la forma en que la energía vital se eleva en orden desde la bisagra (timo) en una fila, y pensé que era muy similar.

　また、この呼び名は個人的主観であって、別の呼び名であってもいいと思っています。頭のてっぺんのことを最後の審判と呼ぼうが、胸の中心のことを港から出る箱舟と呼ぼうが、呼び名は、なんでもいいと思います。

　Además, este nombre es una subjetividad personal, y creo que puede ser otro nombre. Ya sea que llames a la parte superior de tu cabeza el Juicio Final, o al centro de tu pecho el Arca que sale del puerto, creo que puedes llamarlo como quieras.

重要なのは、胸腺（蝶番、港、ポート）のエネルギーを左右両方から昇らせて、頭のてっぺん（閻魔、王冠、豆）の判断を待ち、判断が出てから、そのエネルギーを左右両方へと降ろしていき、故郷（ふるさと）でもある胸腺（蝶番、港、ポート）へとエネルギーを戻します。

　Lo importante es dejar que la energía del timo (bisagra, puerto) suba tanto por la izquierda como por la derecha, y esperar el juicio de la parte superior de la cabeza (Enma, corona, frijol). Después de que se dé el veredicto, deje que la energía descienda tanto hacia la izquierda como hacia la derecha, devolviéndola al timo (bisagra, puerto) donde también se encuentra.

　このことをポートランドやユートピアと呼んでも差し支（つか）えはないと自負（じふ）しております。また、呼び名について決め込まない方が後の人の世に栄光を与えるのではないかと考えています。

　Creo que es seguro llamar a esto Portland o Utopía. Además, creo que no tomar decisiones sobre nombres dará esperanza y gloria a las generaciones futuras.

こんなことを考えてるから、**目に見えないものを追い求めている姿となり、そのことに気が付いたならば、今こそ目に見えるものを追いかける姿に戻ります。**と、この文章を執筆しながら、宣言させていただきます。

　Porque estoy pensando en esto, parece que estoy persiguiendo lo que no puedo ver. Una vez que te des cuenta de eso, ahora es el momento de volver a perseguir lo que puedes ver. Mientras escribo este artículo, haré una declaración.

　このやり方であれば今のところ、問題なく極上の至福と言いますか、極楽を味わえています。とりあえず、安心している様子です。

　Con este método, hasta ahora, puedes disfrutar de la felicidad y el paraíso más finos sin ningún problema. Por el momento, me siento seguro.

この記事を公開に踏み切った理由は、クリスタルヒーリングなどの上昇気流（アセンション）を助長させるヒーリングを学んで日々実践している人で、尚且（なおか）つ、上昇気流（アセンション）を体験していて、上昇気流（アセンション）依存症的な状況に苦悩している方がいたら、その方の解決策や救済策の一つとなれば、僕みたいに苦しまなくて済むのではないかと考えて公開に踏み切りました。

La razón por la que decidí publicar este artículo es que aprendí la sanación que promueve la ascensión, como la sanación con cristales, y la practiqué todos los días, experimenté la ascensión y experimenté una situación dependiente de la ascensión. Si hay personas que sufren de esto, Pensé que si podía ser una de las soluciones y remedios para ellos, no tendrían que sufrir como yo, así que decidí hacerlo público.

　また、上昇気流（アセンション）と表現せずに、ヨーガの世界ではクンダリーニの上昇と呼ばれていたりもします。ですから、クンダリーニ症候群などでお困りの方の解決策や、救済策となれれば本望です。

Además, en lugar de expresarlo como una corriente ascendente, a veces se le llama ascensión del Kundalini en el mundo del yoga. Por lo tanto, es mi más sincero deseo que pueda ser una solución o un remedio para aquellos que tienen problemas con el Síndrome de Kundalini.

また、これを機に上昇気流（アセンション）に興味が湧（わ）かれた方がいらっしゃいましたら、まず一つ、忠告（ちゅうこく）をさせていただきます。通常、上昇気流（アセンション）を説明されている方は快楽が得られるんだと、主張して勧誘（かんゆう）をしています。または、至福を味わってみないかと誘（さそ）いがかかるかもしれません。

Además, si alguien está interesado en la corriente de aire ascendente (ascensión), solo daré consejos. Por lo general, aquellos que describen la corriente ascendente (ascensión) solicitan a las personas al afirmar que les dará placer. O puede que te inviten a disfrutar de la dicha.

が、しかし、注意が必要です。その快楽と引き換えに極上の地獄も用意されています。生死を彷徨（さまよ）う絵図らもようともなりかねないため、正直、上昇気流（アセンション）させる方法を気安く人におすすめする気はございません。

Pero ten cuidado. A cambio de ese placer, también se prepara el mejor infierno. Para ser honesto, no me siento cómodo recomendando el método de ascensión a las personas porque puede ser una imagen de vida o muerte.

経験上、おすすめする気にもなれません。
Según mi experiencia, no lo recomendaría.

ですから、上昇気流（アセンション）を助長するような、作法を行っていった先には、寒気や悪寒や恐怖感や不安感などを味わってしまい生死を賭（か）けた展望へと誘（いざな）われてしまいます。その地獄を味わってでも極上の至福を味わってみたいと思われる方であれば良いのですが、そうでないのであれば、絶対に手を出さない方が得策です。

Por lo tanto, si actúa de una manera que promueva la corriente ascendente (ascensión), experimentará escalofríos, miedo y ansiedad, y será invitado a una perspectiva de vida o muerte. Está bien si quieres experimentar la máxima felicidad a cambio de ese infierno, pero si no lo haces, es mejor que nunca te involucres.

　ここは念をおして言っておきます。
Este es mi consejo.

また、それでも上昇気流（アセンション）体験をしてみたい方がいらっしゃいましたら、地獄を味わう覚悟と、一切の責任はお客様自身にあることをここに明記して進ませていただきます。
　Además, si aún desea experimentar la corriente de aire ascendente (ascensión) después de recibir este consejo, aquí declararemos claramente que toda la responsabilidad recae en usted.

　また、その後に起こるお客様の身体への保証は一切致しません。お客様の自己判断で自己責任でお進みくだされればと思います。
　Además, no garantizamos ningún daño al cuerpo del cliente después de eso. Le pedimos que proceda a su propia discreción y bajo su propio riesgo.

　上昇気流（アセンション）させる方法を今回ご紹介しますが、私 Sr. Takashi 2baki は、ご紹介する作法によって生まれる、ありとあらゆる現象に対しての一切の責任を負いません。予めご了承ください。お客様の自己責任でお願いします。
　Yo, el Sr. Takashi 2baki, no seré responsable de ninguno y todos los fenómenos causados por los métodos que presento. Tenga en cuenta. Por favor, hágalo bajo su propio riesgo.

　このことを同意頂けた方のみ、先へお進みください。
　Continúe solo si está de acuerdo con esto.

まえがき PREFACIO

　※注意事項：上昇気流（アセンション）が頭蓋（ずがい）の中まで起こるようになって来ますと、精神的に朦朧（もうろう）とした状態となります。起きてるのか眠ってるのか、よく判（わか）らない状態となり、瞑想（めいそう）しなくても瞑想している様な状態を体験します。

　*Precaución: cuando la corriente de aire ascendente (ascensión) llega al interior del cráneo, se convierte en un estado de desmayo mental. No sabrás si estás despierto o dormido, y experimentarás un estado de meditación incluso si no meditas.

　また、上昇気流（アセンション）のやり方を間違えてしまっている場合や、やってはいけない作法をしている状態（思考パターン、行動パターン、生活パターンなど）の場合や、特に初めての体験の場合は、寒気や悪寒や恐怖感や不安感を自ら作り出しやすい状態となっていきます。

　Además, si te has equivocado en cómo ascender, o si estás haciendo algo que no se debe hacer (patrón de pensamiento, patrón de acción, patrón de vida, etc.), especialmente si lo estás experimentando por primera vez, puede experimentar escalofríos y miedo Estará en un estado en el que puede crear fácilmente sus propios sentimientos de ansiedad y ansiedad.

多感で敏感（びんかん）で些細（ささい）なことにでも反応してしまう体の状態となり、心も体もバランスを崩（くず）しやすい状態になっていく可能性がございます。この状態になりますと特に注意が必要です。

　Es posible que su cuerpo se vuelva cada vez más sensible, reaccionando incluso a cosas triviales, y que su mente y su cuerpo se desequilibren fácilmente. Se debe tener especial cuidado en esta situación.

本編 HISTORIA PRINCIPAL

　これより、上昇気流（アセンション）をスムーズに進めるためのヒーリングの仕方をご紹介します。焦（あせ）らずにゆっくりと進めて行くことを推奨（すいしょう）しております。実際に、お客様が閻魔（えんま）の話にたどり着くまでには幾多（いくた）の年月がかかることになります。僕の話をするとヒーリングを始めて、ちょうど２年と１０ヶ月かかっております。ですので、３年はかかると思っていただいて結構です。

　A partir de aquí, presentaremos cómo sanar para avanzar suavemente la corriente de aire ascendente (ascensión). Le recomendamos que proceda despacio y sin prisas. De hecho, los clientes tardarán muchos años en llegar a la historia de Enma. En mi experiencia, tomó 2 años y 10 meses. Por lo tanto, está bien pensar que tomará tres años.

　また、最初の上昇気流（アセンション）が起こるようになるまでにも、幾月（いくつき）か時間がかかります。
　También tomará varios meses para que ocurran las primeras corrientes ascendentes (ascensión).

　僕の場合で、３ヶ月から半年かかっております。ですので、気長に続けて行かれることをおすすめします。

A mí me tomó de tres a seis meses. Por lo tanto, le recomendamos que proceda con paciencia.

また、この時に必要となる力（ちから）が三つほどございます。それは、見えたり聞こえたり感じたりする感覚を抗（あらが）わずに進んで体験していく想像力と。今、この体に何が起きているのかを注意して感じ取り観察して見ていく観察力と。継続（けいぞく）してヒーリングを続けていける並々ならぬ熱意とも呼ばれる熱中力です。この三つがあれば、きっと、たどり着けることでしょう。

Además, hay tres poderes que se necesitan en este momento.

・Imaginación para experimentar las sensaciones de ver, oír y sentir sin resistencia.

・La capacidad de observar y observar lo que sucede en este cuerpo.

・Entusiasmo que se puede llamar entusiasmo extraordinario para continuar sanando.

Si tienes estas tres cosas, deberías poder llegar allí.

上昇気流（アセンション）が起こるようになってからは、その現象に、ときめくことになると思います。すっごく初々（ういうい）しく楽しい時期に入って行きますので、いっぱい楽しんであげてください。

Después de que comience a ocurrir la corriente de aire ascendente (ascensión), creo que el fenómeno hará que su corazón se acelere. Va a ser un momento realmente fresco y divertido, así que disfrútenlo al máximo.

それでは、基本となるヒーリングを伝授します。
Ahora, déjame enseñarte los conceptos básicos de la curación.

今回は特別に私が伝授を受けたそのままの原文でご紹介、差し上げます。
Esta vez, les presentaré el texto original tal como es, que les enseñé especialmente.

クリスタルヒーリング
SANACIÓN CON CRISTALES

クリスタルヒーリングの伝承者はこう語られました。
Un defensor de la sanación con cristales dijo:

あなたの惹（ひ）かれるクリスタル（石）を選んで下さい。そして深い呼吸をして、目を閉じて、その石を私のハートに持っていきます。あなたのハートに両手であてがって下さい。
Elija el cristal (piedra) que le atrae. Luego respiro hondo, cierro los ojos y llevo la piedra a mi corazón. Coloque ambas manos sobre su corazón.

息を吸うときには、石の存在に、どうぞお越（こ）し下さい。と言ってハートに歓迎（かんげい）する気持ちで迎（むか）え入れます。息を吐くときには私がこの石の存在の方に、抱（いだ）く愛と友情を、どうぞ、お受け取り下さい。と言って与えます。

Mientras inhala, dé la bienvenida a la presencia de la piedra en su corazón diciendo: "Por favor, le doy la bienvenida". Mientras exhalo, le doy a esta piedra el amor y la amistad que tengo al decir: "Por favor, acepta".

そして、数回呼吸をするごとに、今の気持ちの交流をやります。何度も繰り返すうちにエネルギーが循環しているというのがだんだん感じてきますので、それまで、呼吸をして、気持ちを伝えていきます。

Luego, cada pocas respiraciones, haz el intercambio emocional que acabas de hacer. A medida que lo repita una y otra vez, gradualmente sentirá que la energía está circulando, así que hasta entonces, respire y transmita sus sentimientos.

で、その石の存在の方を歓迎（かんげい）するのと同じくらい重要で、石に対して、愛の気持ちと、感謝の気持ちを捧（ささ）げるというのは、とても重要なことです。

Entonces, es igual de importante dar la bienvenida a la existencia de la piedra, y es muy importante ofrecer el sentimiento de amor y gratitud a la piedra.

なぜ、重要かと言いますと、この愛と感謝の気持ちというのは、それによって石が滋養（じよう）を受けるのですね。栄養を受け取ります。愛と感謝の気持ちというのは、地球に対しても大変良いメリットを与えます。栄養を与えることになるのです。

La razón por la que es importante es que este sentimiento de amor y gratitud nutre la piedra. recibir nutrientes. Los sentimientos de amor y gratitud también son muy beneficiosos para el planeta. Te dará nutrientes.

その気持ちを持って交流していくと、だんだん、そのエネルギーが大きくなっていきます。そうすると、向こうからもフィードバックして、その都度（つど）に加算されて、その都度（つど）に大きくなっていきます。

Cuando interactúes con ese sentimiento, la energía aumentará gradualmente. Luego, la retroalimentación del otro lado se agrega cada vez, y crece cada vez más.

そして、サーキュレーションして大きくなってくると、渦巻状（うずまきじょう）に大きくなってきて、アセンションするためのパターンの一つが出来上がります。まもなく、この石の存在の方と共に瞑想（めいそう）します。そして、その存在と出会って感じていただくというのをやります。

Y a medida que circula y crece, sale en espiral y forma uno de los patrones para la Ascensión. Pronto meditarás con este ser de piedra. Luego, haremos que conozcas y sientas la existencia de la piedra.

そして、先程のように呼吸しながら、気持ちを伝えて、その都度（つど）エネルギーを受け取り、与えて、それをハートでやっているうちに、だんだん、石の存在がハートの中にきて、ハートの中でイメージを見せてくれることがありますので、それを体験してみて下さい。

Entonces, al igual que antes, transmitiré mis sentimientos mientras respiro. Cada vez que recibes y das energía y lo haces con tu corazón, gradualmente la presencia de la piedra irá a tu corazón y te mostrará la imagen en tu corazón. Por favor, trate de experimentar tal sentimiento.

で、その石の存在のイメージがハートの中で見えてきたら、質問をします。「あなたの本質、性質はどういうものですか？そして、私はあなたと一緒にどういうことを共に生み出していくことが出来ますか？」

Luego, cuando veas la imagen de la existencia de la piedra en tu corazón, haz una pregunta. "¿Cuál es tu naturaleza y qué puedo co-crear contigo?"

で、その時の石の存在からの返答というのは、何かを見せてくれるかもしれません。何かを見せられるかもしれません。本人の姿という形でイメージを送ってくるかもしれません。あるいわ、お願いします。と言ったら、だんだん、こう景色が変わってジャーニーの旅路に、いろんなところに連れていってくれるかもしれません。

　Entonces, la respuesta de la existencia de la piedra en ese momento puede mostrarnos algo. Es posible que puedas ver algo por la presencia de la piedra. Es posible que le envíen una imagen en su forma. En otras palabras, si dices "Por favor", el paisaje cambiará gradualmente de esta manera y puede llevarte a varios lugares en tu viaje.

　そして、イメージ、もしくは、ヒーリング、感覚でこんな感じってのが来た時というのは、自分でこさえないで、だんだん大きくなるように、もっと見せてください。という感じで、委（ゆだ）ねて、大きく強くさせていってください。そして、起きたことはメモにとると良いでしょう。

　Entonces, cuando me viene una imagen, o un sentimiento de curación, no me resisto y dejo que se haga más grande y más fuerte con el sentimiento de "Por favor, muéstrame más", por favor. Y es una buena idea escribir lo que pasó.

　それでは、目を閉じて、用意をします。そして、呼吸に集中、石をハートのあたりに置いて下さい。ハーっと息を吐きワークを開始して下さい。

Ahora cierra los ojos y prepárate. Luego concéntrate en tu respiración y coloca la piedra alrededor de tu corazón. Respira hondo y empieza a trabajar.

瞑想（めいそう）を終わらせる時は、石の存在達に感謝を伝えましょう。感謝が終わったら、ゆっくりと整えてこちらにお戻り下さい。
Termina tu meditación agradeciendo a los seres de piedra. Cuando haya terminado de agradecerle, prepárese lentamente y regrese aquí.

終わったら、忘れないうちにメモをとると良いでしょう。私の本はこのメモから作られています。
Cuando haya terminado, es una buena idea tomar notas antes de que se le olvide. Mi libro está hecho a partir de este memorándum.

今の体験によってハートに良い感覚が来た方はいらっしゃいますか？
¿Hay alguien que haya tenido un buen sentimiento en su corazón de esta experiencia?

このハートの中で感じている、良い感覚は、深い自己、ディープセルフが動き出している、その感覚なんです。
El buen sentimiento que estás sintiendo en este corazón es ese sentimiento de que tu yo profundo, tu yo profundo, está en movimiento.

そして、特に重要となるのが、次のヒーリングです。
Y la próxima curación es especialmente importante.

深い自己、ディープセルフと出会うというプロセスを行っていただきます。
Pasarás por el proceso de encontrarte con tu yo profundo.

深い自己（ディープセルフ）との出会い方
CÓMO ENCONTRARTE CON TU YO PROFUNDO

クリスタルヒーリングの伝承者はこう語られました。
Un defensor de la sanación con cristales dijo:

ハートの中に洞穴（ほらあな）が口を開けているイメージを見てください。洞穴の口から下に下降していくようになります。どんどん下に降りて行って底辺のところまで降りて行ってください。

Busque dentro del corazón la imagen de una cueva que se abre hacia el corazón. Comenzará a descender desde la boca de la cueva. Sigue bajando y bajando hasta llegar al fondo.

そして、底辺までたどり着いたら、周りを見渡してください。わずかな光がそこにあります。じーっと見ていると扉が見えてきます。扉を見ているとあなたの名前が書いてあります。その扉が見つかったらノックしてください。扉を開いて中に入ります。

Y cuando llegues al fondo, mira a tu alrededor. Hay un poco de luz allí. Si miras de cerca, puedes ver la puerta. Tu nombre está escrito en la puerta. Llama a la puerta cuando lo encuentres. Abre la puerta y entra.

そこに誰かが立っています。あなたの内側の深い自己。この存在と出会いましたら、あなたの愛と友情を提供して差し上げてください。そして、あなたのハートの底辺にある扉を開けてくれてありがとうと伝えてください。

alguien está parado allí tu ser interior profundo. Ofrece tu amor y amistad cuando te encuentres con este ser. Y gracias por abrir la puerta en el fondo de tu corazón. Transmito mis sentimientos desde el fondo de mi corazón.

そして、その方に質問をします。私に何をお伝えしたいですか？そして、そのことに関して、私には、何ができますか？と聞いてください。

Y pregúntale a tu yo profundo. Qué quieres que te diga. ¿Y qué puedo hacer al respecto?

その後に何が起ころうと、抗（あらが）うことなく委（ゆだ）ねて起こるがままにしてください。

Pase lo que pase después de eso, déjalo pasar sin resistencia.

そして、あなたは来た道をたどって、ハートのところまで戻っていき、休憩をしてください。

Y luego vuelves por donde viniste. Voy a volver a mi corazón. Y tómate un descanso.

それでは、石をハートのところまで持ってきてクリスタルヒーリングをする準備をしてください。あなたはハートから洞穴（ほらあな）、下向きな洞穴を下がってあなたのハートの奥底にいる深い自己、ディープセルフと出会います。
　Ahora lleva la piedra a tu corazón y prepárate para la sanación con cristales. Bajas desde el corazón a la cueva, la cueva descendente, para encontrarte con el Ser Profundo en las profundidades de tu corazón.

　それでは、クリスタルヒーリングを開始してください。
　Ahora deja que comience la sanación con cristales.

　終わりましたら、整えてからこちらへお戻りください。
　Cuando termines, limpia tu mente y vuelve aquí.

　洞穴から降りて行って深い自己、ディープセルフと出会えましたか？これこそ私が出来うる中で最も重要なヒーリングだと思います。このことをすることによって、深い自己、ディープセルフが浮上して来て、あなたと一緒に生きていくということができるようになるでしょう。
　¿Bajaste a la cueva y te encontraste con tu yo profundo? Creo que esta es la curación más importante que puedo hacer. Al hacer esto, permitirás que tu yo profundo salga a la superficie y viva contigo.

　自分と深い自己、ディープセルフが実は一つの存在なんだという風に感じることが出来るかもしれません。このかけのない全体像が取れたとき、日常生活の中で深い自己、ディープセルフと共に生きていくことができるようになります。

Puede sentir que usted y su yo profundo son en realidad una sola entidad. Cuando puedas obtener esta imagen completa, podrás vivir con tu yo profundo en tu vida diaria.

深い自己、ディープセルフと合体して一つになることが必要なんです。大抵の場合、深い自己、ディープセルフとつながったら、自分の手にするということが起こります。
Necesitas fusionarte y convertirte en uno con tu Ser Profundo. La mayoría de las veces, lo que sucede es que cuando te conectas con tu Ser Profundo, lo tienes en tus manos.

ですけれども、見失うことがあります。そして、戻って来てくれる。そういうことが起こります。
Sin embargo, a veces perdemos de vista nuestro yo profundo. Pero el yo profundo volverá. Ese tipo de cosas suceden.

もし深い自己、ディープセルフを見失った場合は、また、洞穴（ほらあな）の中に入って行って、また出会うということをしていただければ、また出会うことができます。
Si pierdes de vista tu yo profundo, regresa a la cueva y te encuentras con tu yo profundo nuevamente, y te encontrarás nuevamente con tu yo profundo.

それでは、次に、普段、僕が行っているヒーリングをご紹介します。これは、先にご紹介したクリスタルヒーリングのクリスタルを外したバージョンのヒーリングとなります。わたくしごとではありますが、ここ２年くらいはこっちのヒーリングをメインに上昇気流（アセンション）を行ってきました。

A continuación, presentaré la sanación que suelo hacer. Esta es la versión de Crystal Healing presentada anteriormente sin cristales. Durante los últimos dos años, he estado haciendo ascensión con esta sanación.

愛と友情のエネルギーの使い方
USANDO LA ENERGÍA DEL AMOR Y LA AMISTAD

若き日のあなたにお伝え申します。ハートの中心に両手が重なり合うようにあてがってください。どちらの手が上か下かは、あなたが心地よいと思う方を選んでください。

Coloque ambas manos una encima de la otra en el centro del corazón.

それでは、息をふぅ〜っと吐き出してください。息を吐き出しきったら、素早く息を吸い込み、ゆっくり息を吐き出しながら、自己に内在する存在に伝えていきます。

Por favor, exhala. Cuando haya terminado de exhalar, inhale rápidamente y exhale lentamente mientras se comunica con el ser interior dentro de usted.

自己に内在する存在である、
あなた様に愛と友情をささげます。
わたしはあなた様を愛しております。
わたしはあなた様と友達です。
Dile a tu ser interior.
Te ofrezco mi amor y amistad.
te quiero.
tu y yo somos amigos.

　これを息継ぎのたびに繰り返していきます。今のあなたに時間的余裕があるなら、そのまま瞑想をしましょう。
　Repite esto con cada respiración. Si tienes tiempo ahora, meditemos tal como es.

　※特に瞑想する時間に決まりはありません。あなたの赴（おもむ）くままに心地よいだけ行っていただけたらと思います。
　*El tiempo de meditación es gratis. Me gustaría que vayas tan cómoda como quieras.

　ハートの中心より出てまいります、愛と友情のエネルギーの感覚を感じられた方はいらっしゃいますか？または、イメージやビジョン、サウンドやミュージック、動画や物語など、様々な形で何かを見せてくれるかもしれません。
　¿Alguno de ustedes puede sentir la energía de amor y amistad que emana de su corazón? O pueden mostrarnos algo en varias formas, como imágenes, sonidos, historias, etc.

そんな感覚、感じがきたら、自分でこさえないで、もっと見せてくださいと言うように、あらがわずに進んで体験していきましょう。これは自己に内在する存在が動き出しているその証拠なんです。

Si te sientes así, no te contengas, solo pide ver más y sigue adelante y experiméntalo. Esta es la prueba de que el ser interior que es inherente al yo está comenzando a moverse.

また、愛と友情のエネルギーの使い方をして起きたことは忘れないうちにメモにとっておきましょう。

Además, toma nota de lo que sucede cuando usas la energía del amor y la amistad antes de que lo olvides.

僕の本はこのメモから作られています。
Mi libro está hecho a partir de este memorándum.

以上で、ヒーリングのご紹介を終わります。僕は、先にご紹介した、クリスタルヒーリングを約半年間続けたことにより上昇気流（アセンション）体験をしました。アセンションを日本語で言うと上昇気流が体に感じられるレベルで起こったと言えます。

　Esto concluye la introducción a la curación. Como mencioné anteriormente, tuve una experiencia de ascensión al continuar con la sanación con cristales durante aproximadamente medio año. Para describir la ascensión con palabras, se puede decir que la corriente ascendente se ha producido a un nivel que se puede sentir en el cuerpo.

　そして、それを飽きずに２年と１０ヶ月続けた結果、本書の最初にご紹介した現象にまで、たどり着くことが出来ました。クリスタルヒーリングを伝授してくれた伝承者様のことを心から感謝しております。

　Y como resultado de continuarlo durante 2 años y 10 meses sin cansarme, pude llegar al fenómeno presentado al comienzo de este libro. Me gustaría expresar mi sincero agradecimiento a quienes me enseñaron la sanación con cristales.

また、このヒーリングを半年間継続しても上昇気流（アセンション）が起こらなかった場合の対策として一つの呼吸法をご紹介して本編を締（し）めくくらせていただきます。

Además, me gustaría concluir la parte principal introduciendo un método de respiración como contramedida en el caso de que no se produzca una corriente ascendente (ascensión) incluso después de continuar con esta curación durante medio año.

　この呼吸法は、まだ上昇気流（アセンション）の文字も知らない頃、今から１０年くらい前に、たまたま読んだ本の中にあった呼吸法を実践していた時に起こった不思議体験です。

Este método de respiración es una experiencia extraña que me sucedió hace unos 10 años cuando estaba practicando un método de respiración que leí en un libro cuando ni siquiera sabía la palabra para corriente ascendente (ascensión).

これが、もしや、その後の、上昇気流（アセンション）に関係しているかもしれないと思っての情報提供となります。必ずしも、この呼吸法をしなければ上昇気流（アセンション）できないと言うわけではありません。あくまで、上記に記述したヒーリングを半年間試してみても、なにも起きなかった人用にご提供、差し上げたいと思います。

　Esta es la información que creo que puede estar relacionada con la corriente de aire ascendente (ascensión) después de eso. No significa necesariamente que no puedas ascender sin hacer esta técnica de respiración. Me gustaría ofrecerlo y dárselo a aquellos que han intentado la curación descrita anteriormente durante medio año y no pasó nada.

昔、やった呼吸法
MÉTODO DE RESPIRACIÓN

　確か、あれは、３０代前半の頃、今 {2022/05/31} から８年〜１０年くらい前のこと、正確には覚えていません。
　Si no recuerdo mal, eso fue cuando tenía poco más de 30 años, hace unos 8 o 10 años, así que no recuerdo exactamente.

　ヨガや自己啓発本のたぐいを読み漁（あさ）っていました、呼吸で体調が変わるみたいな本がいくつかあって、その中のどれかに、息を限りなく長く吐くことに集中した呼吸法があり、ただひたすら、息を長く吐く練習をしていました。
　Leo muchos libros de yoga y de autoayuda. Hay varios libros que cambian tu condición física al respirar, y uno de ellos tiene un método de respiración que se concentra en exhalar el mayor tiempo posible. Practiqué concentrándome en mi respiración y exhalando durante mucho tiempo.

　確か、やり方は、口を半開きにして、舌を上顎（うわあご）につけて、息を少しづつ吐く様にして、吐く時間を少しづつ長くしていく方法でした。
　Si no recuerdo mal, el método era abrir la boca a la mitad, poner la lengua en la mandíbula superior, exhalar poco a poco y alargar gradualmente el tiempo de exhalación.

初めの頃は４秒吐きを繰り返し、出来る様になってきたら８秒に切り替えて、少しづつ時間を長くしていき、１０秒、１５秒、３０秒、と続けていき、確か、６０秒くらいまで長く吐ける様になって、それをどれくらい繰り返せるか、みたいな挑戦的なことをやっていた時のこと、急に、吐く息と吸う息が同時に起こり、なんじゃこりゃぁって驚（おどろ）きながら面白がって笑っていたことがあったなぁと思い出しました。

　Al principio, repetí la exhalación durante 4 segundos, y cuando pude hacerlo, cambié a 8 segundos y gradualmente aumenté el tiempo, 10 segundos, 15 segundos, 30 segundos y así sucesivamente. Si no recuerdo mal, fue cuando estaba haciendo algo desafiante para ver cuánto tiempo podía vomitar durante unos 60 segundos y ver cuántas veces podía repetirlo. Una exhalación e inhalación repentinas ocurrieron al mismo tiempo. Recordé que hubo un momento en que me sorprendí y me reí de lo que estaba pasando.

　今、やれって言われても出来る気はしませんが、その当時、驚（おどろ）いたのを覚えています。確か、その時、臍下（へそした）あたりが気持ちよくなっていたなぁと思い返します。

　No creo que pueda hacerlo ahora, pero recuerdo haberme sorprendido en ese momento. Ciertamente, todavía recuerdo que en ese momento sentí una sensación agradable debajo de mi ombligo, y se sentía bien.

今から思うと、あれって、もしかしたら、その後に起こる上昇気流（アセンション）体験に一役かってたんじゃないのかなぁ、と、今更（いまさら）ながらに思い始めています。

Pensando en ello ahora, estoy empezando a pensar que tal vez jugó un papel en la experiencia de la corriente ascendente (ascensión) que seguiría.

特に科学的な根拠はありませんが、もしかしたら、っと思っての情報提供となります。

No hay una base científica particular, pero brindo información bajo el supuesto de que puede estar relacionado con la corriente de aire ascendente (ascensión).

それでは、これをもって、本編を締（し）めくくらせていただきたいと思います。拝読（はいどく）頂き誠にありがとうございました。あなた様に光のある日が訪れることを心からお祈りしております。ではでは。

Con eso, me gustaría concluir este volumen. Muchas gracias por leer. Rezo desde el fondo de mi corazón para que te llegue un día brillante. Te veo pronto.

引用・参考文献一覧
LISTA DE LITERATURA

素直な心になるために（著者）松下幸之助
Llegar a ser un corazón obediente (Autor) Konosuke Matsushita

人間を考える（著者）松下幸之助
Pensando en los humanos (Autor) Konosuke Matsushita

復職後再発率ゼロの心療内科の先生に「薬に頼らず、うつを治す方法」を聞いてみました 亀廣 聡（著）夏川 立也（著）
Le pregunté a un médico psicosomático que tiene una tasa de recurrencia cero después de regresar al trabajo, "Cómo curar la depresión sin depender de las drogas" Satoshi Kamehiro (Autor) Tatsuya Natsukawa (Autor)

武術格闘家 菊野克紀 の 誰ツヨDOJOy
El luchador de artes marciales Katsunori Kikuno es quien Tsuyo DOJOy
https://www.youtube.com/watch?v=8H6LtlSZ8Bw

良い音は、良い姿勢、良い呼吸でつくられる（著者）眞々田昭司

El buen sonido se logra con una buena postura y una buena respiración (Autor) Shoji Mamada

Agradecimiento especial: ロバート・シモンズ Robert Simmons

作者について
SOBRE EL AUTOR

　西暦1981年に日本に生まれ、つばきたかしと命名される。高校を卒業と同時に上京して電気技術者になる。途中でプログラミングに目覚めプログラマーに転身しIT企業に転職をする。インターネットが完全に普及したタイミングで故郷に移住して地元の企業に転職する。転職に転職を重ねていく間に好きなことを仕事にするというビジョンに触れ勢い良く整っていくネットビジネスの環境を鑑みて一念発起して自作自演のミュージシャンになる。しかし、思ったような成果が出ず、流れが変わって、大好きな天然石をビジネスにしようと考えて、プランBとして天然石shopを始める。そうこうしているうちに、運が巡り廻ってきてクリスタルヒーリングの伝承者に直接会う機会を得て、直々にクリスタルヒーリングを伝授される。それ以来、執筆活動をしています。

Nacido en Japón en 1981 AD y llamado Takashi 2baki. Al graduarse de la escuela secundaria, se mudó a Tokio para convertirse en ingeniero eléctrico. Me desperté a la programación en el camino y cambié a programador y cambié de trabajo a una empresa de TI. En el momento en que Internet se haya vuelto completamente popular, me mudaré a mi ciudad natal y cambiaré de trabajo a una empresa local. Mientras cambiaba de trabajo repetidamente, entró en contacto con la visión de hacer lo que le gusta como trabajo y, en vista del entorno comercial de Internet, que se estaba desarrollando rápidamente, decidió convertirse en un músico de producción propia. Sin embargo, no obtuvo los resultados que esperaba y la tendencia cambió, por lo que decidió convertir su piedra natural favorita en un negocio y abrió una tienda de piedra natural como Plan B. Por suerte, tuve la oportunidad de conocer al defensor de la sanación con cristales y aprendí sobre ella. Desde entonces, he estado trabajando en la escritura.

Takashi 2baki

https://note.com/mr_takashi_2baki/

おまけ SERVICIO

　ひとえに両方を上昇させるといっても様々な上昇のさせ方が現れてきます。僕の場合、心の虫の音と言いますか、スピリットガイドと言いますか、うちなる声、自己に内在する存在の声、うちなるガイダンスに従った形で上昇の仕方が日々変わってきています。そのことを踏まえた上で、その中でも良かったなぁ。と思える上昇パターンをご紹介します。

　Hay muchas formas de criarlo. En mi caso, la forma en que asciendo está cambiando día a día según el sonido de mi corazón, mis guías espirituales, mi voz interior, la voz del ser dentro de mí y mi guía interior. En base a eso, presentaré un patrón ascendente que parece ser bueno.

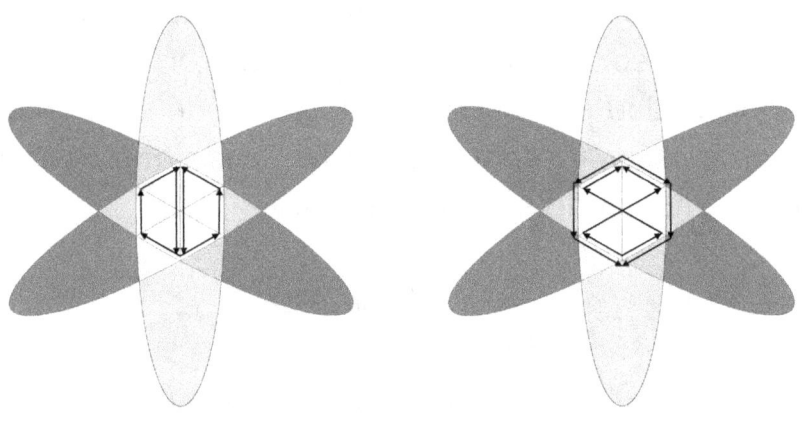

また、良きことがあった日の上昇の仕方も記述します。
También, cómo levantarse cuando suceden cosas buenas.

参考資料となれば幸いです。
Espero que sea de utilidad como material de consulta.

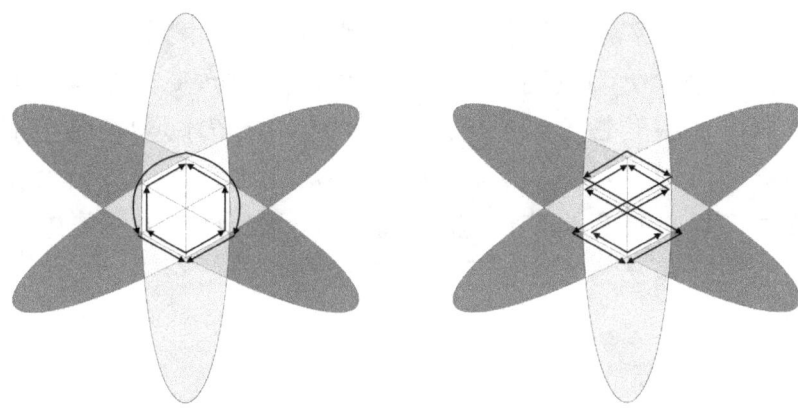

つばきたかし画伯の絵（１）［エネルギーの道］
Pintura del pintor Takashi 2baki (1) [Energy Road]

　覚醒体験へと移り進んでいく最中（さなか）、２０２２年５月中旬頃に起きたことを簡略的にイメージ図にしてまとめてみました。細かい詳細は秘密とさせていただきます。秘密にする理由は、名前などの名称や細かい順序などの詳細は、人によって呼び名やエネルギーの道そのものが変わってくる可能性があるからです。おそらく昇り方も変わってくるでしょうし、見え方や感じ方、とらえ方も人によって変わってくると思います。また名前などを明示したり開示したりすると、お客様がその名前の影響を受けてしまって、お客様自身の体得の邪魔をしてしまいかねません。その影響を最小限にするためにも、名前や名称や呼び名などの細かい詳細は秘密とさせていただきます。覚醒体験へと導かれていく最中に、こんなことがあったよ程度に見ていただけたら幸いです。

He reunido una imagen simplificada de lo que sucedió a mediados de mayo de 2022 durante la transición a la experiencia del despertar. Los detalles más finos se mantendrán confidenciales. La razón para mantenerlo en secreto es que el nombre y el camino de la energía pueden cambiar dependiendo de la persona. Por lo tanto, los detalles como los nombres y el orden de escalada se mantendrán en secreto. La forma en que sube probablemente cambiará, y la forma en que se ve, se siente y lo percibe también cambiará según la persona. Además, si especifica o revela su nombre, etc., el cliente se verá influenciado por ese nombre y puede interferir con su propia experiencia. Para minimizar el impacto, los detalles detallados como nombres, designaciones y apodos se mantendrán confidenciales. Le agradecería que pudiera verlo como un diagrama de imagen de experiencia que lo conducirá a una experiencia de despertar.

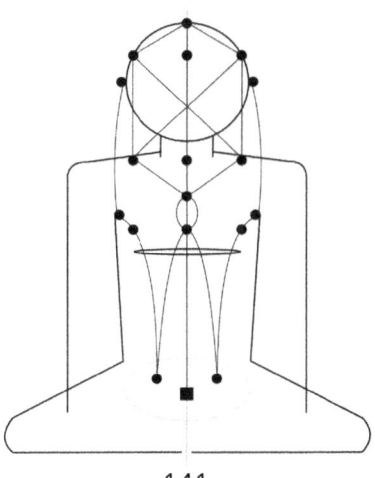

つばきたかし画伯の絵（2）［月と太陽と己の光］
Pintura del pintor Takashi 2baki (2) [Luna, sol y mi luz]

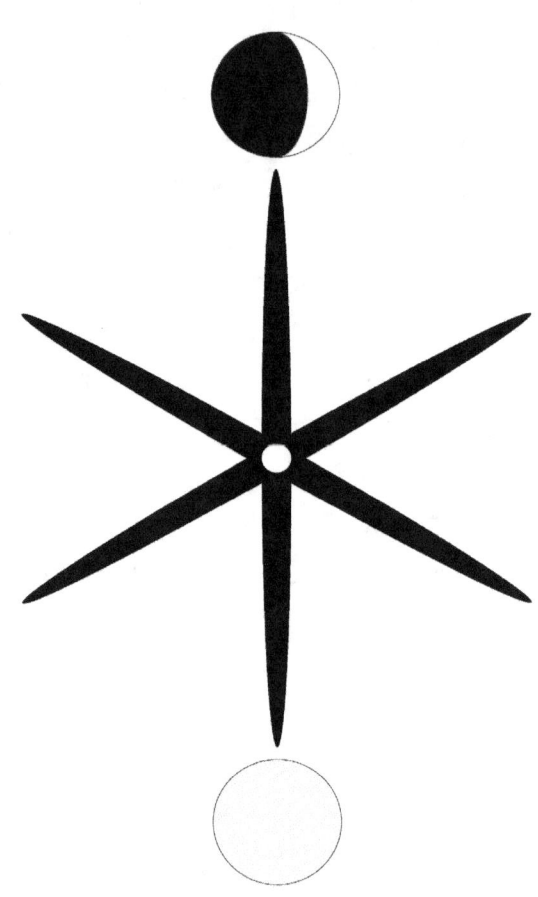

地獄の苦しみの最中、覚醒体験へ突入して行く流れの中で、六芒星（ろくぼうせい）の明示があった後、明示された言葉があって、その言葉を元に描いたイメージ図です。深い意味は考えずに絵画をお楽しみいただければ幸いです。

En medio del sufrimiento infernal, en el fluir de precipitarse hacia la experiencia del despertar, después de que se manifestó el hexagrama, hubo una manifestación de palabras, y esta es una imagen dibujada basada en esas palabras. Espero que puedas disfrutar de las pinturas sin pensar en el significado profundo.

ペンデュラムの使い方
Cómo usar el péndulo

　伝承者はこう答えられました。ペンデュラムの使い方、動きは、いつも自分のディープセルフに聞いてみるんですね。「YES（イエス）のときの動きを私に見せてください」というように聞いてみて、どちらの方向にどの様に動くのか観察してみます。そして、「どっちの方向にどのように動くのがNO（ノー）なのですか」とディープセルフに聞いてみます。すると、YES（イエス）の時とNO（ノー）の時の違いが現れてくると思います。そして、その動き方は人それぞれ違います。

　Un defensor de la sanación con cristales respondió: Siempre le pregunto a mi yo profundo cómo usar el péndulo y cómo moverlo. Intenta preguntar algo como, "Muéstrame cómo se mueve cuando dices 'sí'", y observa cómo se mueve en qué dirección. "Por favor muéstrame el movimiento de 'NO'". Le pregunto a mi yo profundo. Entonces, creo que aparecerá la diferencia entre "SI" y "NO". Y la forma en que se mueven es diferente para cada persona.

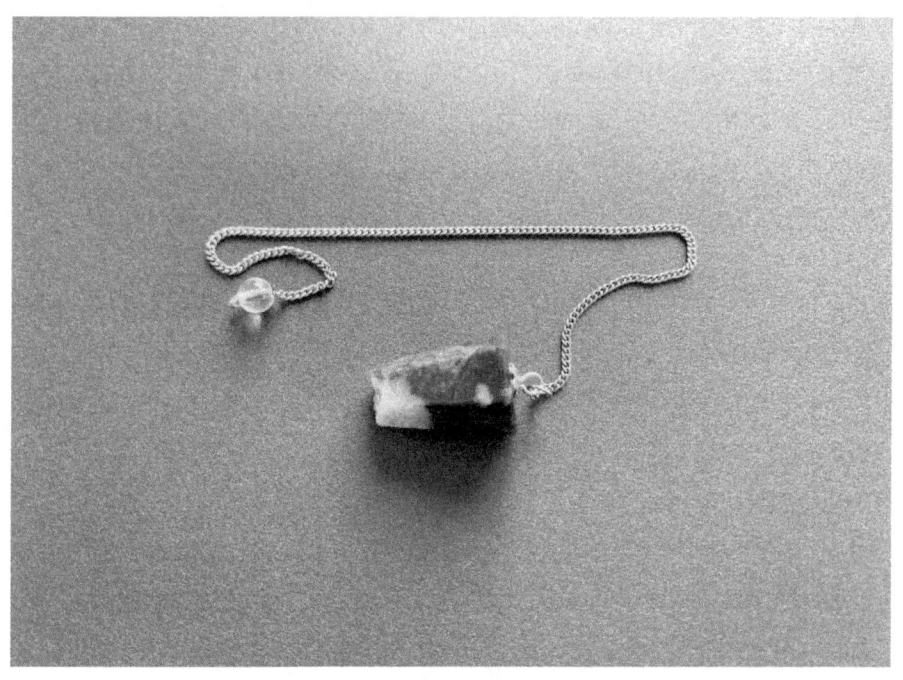

光の三原色、色の三原色、ひかりのしるし。
Los tres colores primarios de la luz, los tres colores primarios del color y el signo de la luz.

　量子理論の中にある目に見える光（可視光線）を勉強していたところ、白と黒が無いなぁという疑問から、光の三原色にたどりつき、緑と、青と、赤が、混ざると白になる。と言うことを知りました。

　Cuando estaba estudiando la luz visible en la teoría cuántica, aprendí sobre los tres colores primarios de la luz a partir de la pregunta de que no hay blanco y negro. ¿Sabías que cuando mezclas verde, azul y rojo, obtienes blanco?

　また、黒は、色の三原色と呼ばれ、光の三原色で出て来た各々の色同士が混じり合った三色（緑と青が混ざったシアン［水色に近い青緑色］、青と赤が混ざったマゼンタ［明るく鮮やかな赤紫色］、赤と緑が混ざったイエロー［黄色］）が混ざり合うと黒になると言うことを知りました。

　El negro también se llama la tríada de colores. Tres colores en los que se mezclan cada uno de los tres colores primarios de luz (azul, rojo y verde). El cian es una mezcla de verde y azul, el magenta es una mezcla de azul y rojo, y el amarillo es una mezcla de rojo y verde. ¿Sabías que cuando mezclas estos tres colores, obtienes el negro?

考えれば考えるほど、なぜだって思いが強くなる白と黒です。が、しかし、色は波だと考えて、黒は波が打ち消しあって発光しないから黒に見えるのかな、白は反対に波が乱れ合って発光するから白に見えるのかな、そういった解釈をしています。

Cuanto más lo pienso, más me pregunto por qué es blanco y negro. Sin embargo, considerando que los colores son ondas, me pregunto si el negro parece negro porque las ondas se anulan y no emiten luz, y el blanco parece blanco porque las ondas interfieren entre sí y emiten luz. Así lo interpreto.

   ひかりのしるし
   signo de la luz

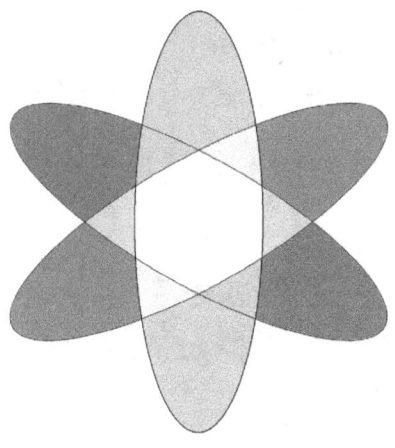

仮説 HIPÓTESIS

上昇気流（アセンション）体験や覚醒体験を経て思うこと
Pensamientos después de la Experiencia Updraft y la Experiencia del Despertar

　誰にでも人には自己に内在する存在が存在していて、その存在に気が付かずに生活をしているのではないかと僕は仮説を立てています。
　Yo planteo la hipótesis de que todos tienen una existencia interior dentro de sí mismos, y que viven sus vidas sin ser conscientes de esta existencia.

　しかし、内的探求をすれば、自己に内在する存在を心の目で見ることが出来るようになっています。
　Pero con la indagación interna, podemos ver con el ojo de la mente el ser que está dentro de nosotros.

　その存在に気が付けた者だけが、その存在と繋（つな）がり、その存在と対話し、その存在の叡智（えいち）を授（さず）かり、その存在の教えを享受（きょうじゅ）して、その存在に意識が宿っている事実を知ります。
　Solo aquellos que se vuelven conscientes de esa existencia pueden conectarse con ella, comunicarse con ella, recibir su sabiduría, disfrutar de sus enseñanzas y conocer el hecho de que la conciencia mora en esa existencia.

そして、その存在のアイデンティティ（存在証明）を夢のように共有することが出来るようになっています。そういった資質を人は持っています。
Y es posible compartir la identidad de esa existencia (prueba de existencia) como un sueño. La gente tiene esas cualidades.

しかし、外界の現実世界は取り留めなく過ぎて行くがゆえに、人間は外界の世界に対応する術を充分に身に付けています。結果、内的世界を忘れてしまっているのではないかと、考察しています。
Sin embargo, debido a que el mundo real del mundo exterior pasa al azar, los humanos están bien equipados para lidiar con él. Como resultado, estoy considerando si he olvidado el mundo interior.

もしかしたら、幼少期は、こちらの内的世界の方が当然の世界だったのではないかとさえ思えてなりません。
No puedo evitar pensar que tal vez, en mi infancia, este mundo interior era el mundo natural.

しかし、大人になって行く過程で、いつの間にかこのことを忘れてしまっている。そういった事実、現実があるのではないかと、考察しています。
Sin embargo, en el proceso de convertirme en adulto, me olvidé de esto antes de darme cuenta. Creo que hay tales hechos y realidad.

しかし、そのことに気が付けた人間は、上昇気流（アセンション）を体験し、覚醒体験まで教え導かれて行きます。
　Sin embargo, los humanos que han notado esto experimentan una corriente ascendente (ascensión) y son guiados a una experiencia de despertar.

　それが定（さだ）めと知って覚え書きのように書き示しておきます。あなた様に幸あれ。
　Sé que es un destino y lo escribo como un memorándum. buena suerte para ti

当たり前のことかもしれないけどメモ
Esto puede ser una cuestión de rutina, pero una nota

人と喋る時は、相手の顔を見ながら喋ること。
Cuando hables con alguien, míralo a la cara cuando hables.

相手を見ずに喋ると、なぜか、上手くいかなくなる。
Si hablas sin mirar a la otra persona, por alguna razón no te irá bien.

なんでだろう…
Me pregunto porque…

相手の顔色を伺わないと相手に合わさずに一方的なお喋りになってしまうからだろうか、それとも、ネット空間と一緒で文字列的な会話になってしまって頭と頭で会話しているような表情のない脳内空間でのやりとりになってしまうからだろうか…
¿Es porque si no le preguntas la tez de la otra persona, no podrás igualar a la otra persona, por lo que será una charla unilateral? ¿O es porque, como el espacio de Internet, la conversación se convierte en una cadena de caracteres y se convierte en un intercambio en el espacio cerebral sin expresiones faciales, como una conversación con pensamientos?

なんでそうなるのか、本当のところはよくわからないけど
Realmente no sé por qué, pero

とにかく、相手の様子を見ながら話をしたほうが、相手のシグナルが見えるからか、相手ありきで話が進むからか、いろいろ理由はあるだろうけれども、相手に集中して、相手の様子を見ながら話をしたほうが良い。
De todos modos, es mejor hablar mientras miras la situación de la otra persona, puedes ver la señal de la otra persona y la conversación progresará en función de la otra persona. Puede haber varias razones, pero es mejor concentrarse en la otra persona y hablar mientras se observa la situación de la otra persona.

その方が上手く行く。
Eso funciona mejor.

思想と思想のぶつかり合い
choque de ideas

　思想と思想のぶつかり合い、頭で動くとぶつかっちゃう。だけれども、心で動くとどうなるか、考えてみてほしい。
　Los pensamientos chocan entre sí, y si mueves la cabeza, chocarán. Pero piensa en lo que sucede cuando te mueves con tu mente.

　結論は後程…
　La conclusión vendrá más tarde.

好きをトリガーにする
Crea una oportunidad.

これ、好きぃっていうキッカケがはたらいた時だけ動く。
Funciona solo cuando el disparador "Me gusta esto" funciona.

これが、行動の第一原理。
Este es el primer principio de acción.

それ以外は、もう何にも考えないんだ。
Aparte de eso, no puedo pensar en nada más.

どんなことでもね。
Cualquier cosa.

そうすれば、好きを道しるべにできる。
Entonces puedes usar el amor como guía.

自己愛のすすめ
Consejos sobre el amor propio

　自己愛の利点。
　Beneficios del amor propio.

　自分を愛することができて初めて精神的自立が生まれます。
　Solo cuando puedes amarte a ti mismo puedes lograr la "independencia espiritual".

　自分を愛するというのは、自分の体に滋養（じよう）を与えることになるんですね。
　Amarte a ti mismo es nutrir tu cuerpo.

　自分の体にとって愛という栄養を受け取ることになります。
　Recibirás el nutriente del amor por tu cuerpo.

　この体にとって、これほど頼もしいことはないわけです。
　No hay nada más confiable que esto para mi cuerpo.

　健やかな感情も芽生えていきますし、健やかな感覚も得られてくることでしょう。そういった利点を得ることができます。
　Crecerá un sentimiento saludable y se obtendrá un sentimiento saludable. Puedes obtener esos beneficios.

愛を与え、愛を受け取る、そういった循環（じゅんかん）、
Dar amor y recibir amor, tal ciclo,

愛のループが生まれてくると、この体は喜びに満ちた状態となっていって心から嬉しく思うようになっていきます。
Cuando nazca la circulación del amor, este cuerpo estará en un estado de alegría y vosotros seréis verdaderamente felices.

これを、続けていくと、精神的自立への道しるべとなっていって、あなた様を上昇へと導いていくことでしょう。
Si continúa haciendo esto, se convertirá en una guía para la "independencia mental" y lo llevará hacia arriba.

そう、それは、故（ゆえ）に、正（まさ）しく、あなた様の道しるべとなってまいりましょう。
Sí, será su guía.

思考の判断基準
Criterios de pensamiento

思考がネガティブだと、ハートに苦しみを感じます。
Cuando tus pensamientos son negativos, sientes dolor en tu corazón.

思考がポジティブだと、ハートに心地良さを感じます。
Cuando tus pensamientos son positivos, sientes consuelo en tu corazón.

もっとハッキリわかりやすい例を挙げますと、恋愛をしている時、好きな人のことを想うあまりにハートがキュンキュンして、居ても立っても居られなくなる経験は誰もがお持ちなのではないでしょうか。
Para darte un ejemplo más claro, cuando estás enamorado, todo el mundo tiene la experiencia de estar enamorado y sentir que tu corazón late tanto que no puedes ni estarte quieto.

それは、胸の中心、ハートの中心に、目では見えない何かが存在している証拠なのではないでしょうか。
Creo que es la prueba de que existe algo invisible en el centro del pecho, el centro del corazón.

また、このことに気が付いてまいりますと、ハートの中心に意識を向けるようになっていきます。自然とハートの状態に目がいき、今、心地よい状態かなぁ、そうじゃないかなぁ、と、今、思考している内容が良いことか、はたまた悪いことかを瞬時に判断できるようになっていきます。
　Además, cuando te des cuenta de esto, podrás volver tu conciencia hacia tu corazón. Naturalmente presto atención al estado de mi corazón y puedo juzgar instantáneamente si estoy en un estado cómodo o no, y si el contenido de mis pensamientos es bueno o malo.

　心地よいと思えばそのまま進んで行けば良い訳ですし、心地よくないと感じるならば、その思考をやめれば良い訳です。
　Si te sientes cómodo, puedes seguir adelante, y si te sientes incómodo, puedes dejar de pensar en ello.

　そういった判断基準となる指標に、言い変えるならば、目印になってくれているのではないでしょうか。
　Dicho de otro modo, sirven como indicadores de tales criterios de juicio.

　ハートの中心にその人のコアとなる存在が潜んでいる可能性を感じます。
　Siento la posibilidad de que la existencia que se convierte en el núcleo de esa persona esté al acecho en el centro del corazón.

胸腺 TIMO

　図書館で読んだ本の中で、これは、って思った情報がありましたので引用していきます。
　Entre los libros que leí en la biblioteca, había información que me pareció interesante, así que la citaré.

医学の書物です。
Es un libro de medicina.

　まだ歴史が浅く、定説が確立しにくい分野である神経生理学においても、モントリオールにある臨床医学研究所のデーヴィッド・ホロビンが、免疫系の機能を円滑（えんかつ）に働かせるためには「プロスタグランジンE1」というホルモン様物質がひじょうに重要であると主張している。
　Incluso en neurofisiología, que tiene una historia corta y es difícil establecer una teoría establecida, David Horobin, del Instituto de Medicina Clínica de Montreal, dice que una sustancia similar a una hormona llamada "prostaglandina E1" es necesaria para que el sistema inmunológico funcione sin problemas. pretende ser de gran importancia.

　また、オックスフォード大学出身の科学者であるホロビンは、食事療法によって免疫系の調節、とくにがんを抑える、T細胞の調節ができることも強調している。

Horobin, científico de la Universidad de Oxford, también destaca que la dieta puede modular el sistema inmunológico, especialmente las células T, que combaten el cáncer.

プロスタグランジンE1は、T細胞が成熟する場所である、胸腺（きょうせん）に大量に貯蔵されていることが知られている。
Se sabe que la prostaglandina E1 se almacena abundantemente en el timo, donde maduran las células T.

T細胞が欠如してB細胞が異常に活発なマウスをつくると、その個体はいずれ自己免疫疾患であるエリテマトーデス（SLE＝全身性紅斑性狼瘡｛ぜんしんせいこうはんせいろうそう｝）にかかったマウスと同じような死に方をする。
Cuando los ratones carecen de células T y tienen células B hiperactivas, eventualmente mueren de manera similar a los ratones con la enfermedad autoinmune lupus eritematoso (LES).

ところがホロビンは、そのマウスにプロスタグランジンE1を与えるとT細胞が正常値に戻り、B細胞の活動も正常化して長生きするということを発見したのである。
Sin embargo, Horobin descubrió que cuando se administraba prostaglandina E1 a los ratones, la actividad de las células T volvía a la normalidad, la actividad de las células B se normalizaba y los ratones vivían más tiempo.

【参考文献】内なる治癒力　こころと免疫をめぐる新しい医学
（著者）スティーヴン・ロック＋ダグラス・コリガン
（監修）：池見酉次郎（訳）田中彰＋堀雅明＋井上哲彰＋浦尾弥須子＋上野圭一

　文章の意味はわからなくとも、胸の中心に重要な「プロスタグランジンE1」を大量に貯蔵する場所、胸腺（きょうせん）があることが観て取れます。
　Incluso si no comprende el significado de la oración, puede ver que hay un lugar donde se almacena una gran cantidad de "prostaglandina E1" importante en el centro del tórax, el timo.

　読みながら首を縦（たて）に振りながら、「ふ〜ん」って思ってました。また、この本では、最後の締めくくりにこんなことが書かれています。
　Estaba pensando "Hmm" mientras leía.
　Además, al final del libro, dice:

　デーヴィッド・マクレーランドが「マザー・テレサ効果」と命名した、治療にまつわる魅力的な現象である。
　Es un fenómeno terapéutico fascinante que David McClelland ha denominado el "Efecto Madre Teresa".

　マザー・テレサは生涯をカルカッタの貧民救済に捧げたノーベル平和賞の受賞者だが、マクレーランドは学生たちに彼女の仕事ぶりを描いた感動的な映画を見せ、その前後に採取した血液像に変化があることに興味をそそられた。

La Madre Teresa es una ganadora del Premio Nobel de la Paz que dedicó su vida a ayudar a los pobres de Calcuta. McClelland mostró a sus alumnos una película conmovedora que representaba el trabajo de la Madre Teresa y quedó intrigado por los cambios en la sangre extraída antes y después.

映画を観た後の学生達の免疫グロブリンの数値が僅かだが上昇し免疫系の機能が向上したことがわかったからである。Después de ver la película, los niveles de inmunoglobulina de los estudiantes aumentaron levemente, lo que sugiere que sus sistemas inmunológicos funcionaron mejor.

その後、彼はさまざまな方法でこの「マザー・テレサ効果」を確認した。映画を見せる代わりに、大学院生たちに次の二つのことについて深く考えるように指示したこともある。
Más tarde, confirmó este "efecto Madre Teresa" de varias maneras. En lugar de mostrar una película, pedí a los estudiantes de posgrado que pensaran profundamente en dos cosas.

すなわち、それまでの人生で「自分が誰かに深く愛されたとき」と「自分が誰かを愛したとき」のことをよく考えさせたのだ。やはり効果はあった。
En otras palabras, les hice pensar en "cuando alguien me amaba profundamente" y "cuando amaba a alguien" en mi vida hasta ese momento. Después de todo, fue efectivo.

マクレーランドはじつは前から体験的にそのことを知っていて、効果があることを信じてもいたのである。
De hecho, McClelland lo sabía por experiencia y creía que funcionaba.

「風邪をひいたときなど、わたしはよく、愛した人のことや愛された人のことを考えるんです。それだけで、風邪が治ってしまったことも二、三度ありますよ。絶対に効くというわけじゃありませんがね。いくらやってもダメで、風邪がひどくなった時もありました。しかし、役に立ちます。」
Cuando me resfrío, a menudo pienso en las personas que amaba y en las personas que me amaban. Ha habido dos o tres ocasiones en las que he superado mi resfriado simplemente haciendo eso. Sin embargo, no funciona siempre. No importa cuánto lo intenté, no funcionó, y hubo un momento en que tuve un fuerte resfriado. Pero ayuda

愛がもつ力に対するマクレーランドの強い信念は、彼が擁護（ようご）する現代医学に大きな示唆（しさ）を与えている。
La fuerte creencia de McClelland en el poder del amor tiene grandes implicaciones para la medicina moderna que él defiende.

人間の精神に備わったこの貴重な力は、これまで見すごされてきたが、彼にいわせれば、それこそが治療という現象における内的な原動力なのである。

Este precioso poder de la psique humana, hasta ahora pasado por alto, es, según él, la fuerza impulsora interna del fenómeno de la curación.

　「病院の環境を変えることによって、いろいろなことができます」マクレーランドはあるとき、医学関係者の集まりでこんな発言をした。
　"Se puede hacer mucho al cambiar el ambiente del hospital", dijo una vez McClelland a una reunión de profesionales médicos.

　「病院をリラックスできる場に、自然に思いやりのこころが生まれるような場に、たえず何かに追われているような気分から解放されるような場にすればいいんです。つまり健康な環境にすればね。医師も看護師もソーシャルワーカーも、その気になればできますよ。だれかを愛することは、愛する相手の健康にとってひじょうにいい効果があるんです。そして、たぶん、愛した人自身の健康にとっても」
　Necesitamos hacer del hospital un lugar donde las personas puedan relajarse, un lugar donde la compasión surja naturalmente, un lugar donde se liberen de la sensación constante de ser perseguidos por algo. En otras palabras, debe ser un ambiente saludable. Los médicos, enfermeras y trabajadores sociales pueden hacerlo si así lo desean. Amar a alguien tiene un efecto muy positivo en la salud de la persona que recibe amor y la persona que da amor.

【参考文献】内なる治癒力　こころと免疫をめぐる新しい医学
（著者）スティーヴン・ロック＋ダグラス・コリガン
（監修）：池見酉次郎（訳）田中彰＋堀雅明＋井上哲彰＋浦尾弥須子＋上野圭一

これを読みながら、私が、推奨する愛と友情のエネルギーの使い方が読んで字の如（ごと）く証明されているかのような錯覚（さっかく）に陥（おちい）りました。

Mientras leía esto, tuve la ilusión de que el uso de la energía del amor y la amistad que recomiendo está comprobado.

もし、愛と友情のエネルギーの使い方を実践することによって、胸腺（きょうせん）に刺激が与えられ、T細胞を強力に活性化する事象を確認することさえできれば、医学的にがんを抑える効果があると証明されたことになります。

Si podemos confirmar que el timo es estimulado y las células T son fuertemente activadas al practicar cómo usar la energía del amor y la amistad, sería médicamente efectivo para suprimir el cáncer, creo que podemos decir que ha sido probado.

と、まぁ、そういうことを思いついたわけです。しかし、医学者でもなく、科学者でもない、わたしが、これを確認するには、どうすればいいのだろう…今、すぐに、答えが見つからなかったため、保留して次に進みます。

Se me ocurrió esta idea ideal. Pero no soy médico ni científico, ¿cómo puedo confirmar esto? En este momento, no he encontrado una respuesta, así que lo pondré en espera y seguiré adelante.

T細胞（células T）

　胸腺（きょうせん）の調査で、T細胞を活性化できれば、免疫機能がアップしてがんを抑制（よくせい）することができるという話でした。今回は、それに引き続きT細胞とはなにかを調査しました。僕の言葉で書いても、説得力が欠けるため、本の中身を引用します。

　A través de mi investigación sobre el timo, aprendí que si podemos activar las células T, podemos estimular la función inmunológica y suprimir el cáncer. Esta vez, continuamos investigando qué son las células T. Incluso si lo escribo con mis propias palabras, carece de persuasión, así que citaré el contenido del libro.

　免疫機能が、がん細胞を攻撃する仕組みが次第にわかってきています。
　El mecanismo por el cual el sistema inmunitario ataca a las células cancerosas se está comprendiendo gradualmente.

　ひとつが、ナチュラル・キラー（NK）細胞によるものです。NK細胞は、原始的な本能をもっていて、自分ではないものを見つけると即刻、攻撃を仕掛け、排除しようとします。ひじょうに強力な殺傷力があるので、活性化させることでがんが劇的に縮小したという例はたくさん出ています。
　Uno es por células asesinas naturales (NK). Las células NK tienen un instinto primitivo, y tan pronto

como encuentran algo que no son, atacan e intentan eliminarlo. Tiene una fuerza letal muy poderosa. Hay muchos ejemplos en los que los cánceres se han reducido drásticamente al activarlos. it.

NK細胞は、組織的に管理されて動くのではなく、ゲリラ的に神出鬼没といった行動を得意としています。
Las células NK son buenas para actuar como una guerrilla, en lugar de ser controladas sistemáticamente.

もうひとつが、T細胞（ヘルパーT細胞、キラーT細胞、サプレッサーT細胞）を中心としたシステマチックな免疫活動があります。
Otra es la actividad inmunitaria sistemática centrada en las células T (células T auxiliares, células T asesinas, células T supresoras).

T細胞は、抗原抗体反応とよく似た抗原・T細胞受容体反応に支配されていますから、抗原を認識するという過程が、必要です。T細胞は、すぐそばにがん細胞があったとしても、抗原として認識できなければ見逃してしまいます。
Dado que las células T se rigen por reacciones antígeno-receptor de células T que son muy similares a las reacciones antígeno-anticuerpo, el proceso de reconocimiento de antígenos es necesario. Incluso si hay células cancerosas cerca, las células T las perderán si no pueden reconocerlas como antígenos.

抗原があることをT細胞に知らせるのが、抗原提示細胞と呼ばれるマクロファージや樹状（じゅじょう）細胞です。抗原提示細胞は、がん細胞を取り込んで消化し、その情報をヘルパーT細胞に伝えます。
　Los macrófagos y las células dendríticas, llamadas células presentadoras de antígenos, informan a las células T de la presencia de antígenos. Las células presentadoras de antígenos ingieren y digieren las células cancerosas y transmiten la información a las células T colaboradoras.

　情報を受けたヘルパーT細胞はサイトカイン類を放出することで、がん細胞を攻撃するキラーT細胞に抗原を作らせ、活性化させてがん細胞排除の体制を作るのです。
　Las células T auxiliares que reciben la información liberan citoquinas para hacer que las células T asesinas que atacan a las células cancerosas produzcan antígenos y los activen para crear un sistema para eliminar las células cancerosas.

【参考文献】がんを治す医療辞典決定版　最新の現代医学から確かな代替療法まで。
「がん」と闘うための総合辞典
（総監修）帯津良一

　読みながら、縦（たて）に首を振りながら「ふ〜ん」って思いました。
　Estaba pensando "Hmm" mientras leía.

　複雑な仕組みでがんを抑制する機能が人間に備わっているんだなぁと感心するのでした。

Me impresionó que los humanos tengan la capacidad de suprimir el cáncer a través de un mecanismo complejo.

　話の中身がわからなくとも、独自に動くナチュラル・キラー（NK）細胞と、システマチックに動くT細胞達が、体の免疫機能を担っていることが、なんとなしに理解できてたらいいのかなぁと思いました。

Incluso si no entiendes el contenido de la historia, sería bueno si pudieras entender de alguna manera que las células asesinas naturales (NK) que se mueven de forma independiente y las células T que se mueven sistemáticamente son responsables de la función inmunológica del cuerpo.

　もちろん、読み込んで理解もしておりますが、おさらいの意味を込めて記述していきます。

Por supuesto, lo he leído y entendido, pero lo escribiré con el sentido de una reseña.

　システマチックに動くT細胞達の説明をしますと、キラーT細胞と言うのが、がん細胞を攻撃する役目を担っていて、抗原提示細胞（マクロファージや樹状細胞）が、がんを発見し、がんを認知して、がん細胞を取り込み、その情報をヘルパーT細胞に伝えて、ヘルパーT細胞がサイトカイン類を放出してキラーT細胞に抗原を提示し、キラーT細胞を活性化させ、攻撃態勢を整えてから、がん細胞を攻撃する、システマチックな仕組みをT細胞達はもっています。

Explicaré las células T que se mueven sistemáticamente. Las células T asesinas son las encargadas de atacar las células cancerosas. Las células presentadoras de antígenos (macrófagos y células dendríticas) descubren el cáncer, lo reconocen, absorben las células cancerosas y transmiten la información a las células T colaboradoras. Las células T colaboradoras liberan citocinas, presentan antígenos a las células T asesinas, activan las células T asesinas, se preparan para el ataque y luego atacan a las células cancerosas. Las células T tienen un mecanismo sistemático.

　人体にある細胞達が連携して、人間の免疫機能を担っている事象が本を読みながら見えてきました。
　Mientras leía el libro, comencé a ver cómo las células del cuerpo humano trabajan juntas para respaldar el sistema inmunológico humano.

免疫細胞の種類の整理
tipos de células inmunitarias

免疫細胞の種類の整理をしておきたいと思います。
Me gustaría organizar los tipos de células inmunes.

これまでに、T細胞達が免疫機能に活躍していることを書いてきました、が、しかし、T細胞達とは何かといったことについて、言及をしてきませんでした。ここでは、その部分を紐解（ひもと）いていきたいと思います。
Hasta ahora, he escrito que las células T están activas en la función inmunológica, pero no he mencionado qué son las células T. Me gustaría desglosar esa parte aquí.

人間の血液は、赤血球、白血球、血小板と液体成分の血しょうで成り立っていると学生の頃に理科か化学で習った記憶がある方が多いのではないかと想像しています。その中の、白血球のお話です。
Me imagino que hay mucha gente que recuerda que la sangre humana está compuesta por glóbulos rojos, glóbulos blancos, plaquetas y plasma, un componente líquido, que aprendieron en ciencias o química cuando eran estudiantes. Esta es la historia de los glóbulos blancos que contiene.

白血球には、リンパ球、単球（マクロファージ、樹状細胞）、顆粒球（かりゅうきゅう）が含まれています。その中のリンパ球には、Tリンパ球、Bリンパ球、ナチュラル・キラー（NK）細胞が含まれています。その中のTリンパ球には、キラーT細胞やヘルパーT細胞が含まれています。

　Los leucocitos incluyen linfocitos, monocitos (macrófagos, células dendríticas) y granulocitos. Los linfocitos que contiene incluyen linfocitos T, linfocitos B y células asesinas naturales (NK). Entre los linfocitos T se encuentran las células T asesinas y las células T colaboradoras.

　ここまで、読んでいただければ、これまで、説明してきた、T細胞はTリンパ球と呼ばれていることに気がつきます。胸腺から出てくるのはTリンパ球（T細胞）なんだなぁと認識できれば御の字です。

　Si ha leído hasta aquí, notará que las células T que hemos explicado hasta ahora se llaman linfocitos T. Espero que puedan reconocer que lo que sale del timo es un linfocito T (célula T).

ヘルパーT細胞とサイトカイン
Células T auxiliares y citoquinas

ヘルパーT細胞が出すサイトカインの説明を引用します。
Citaré la descripción de las citoquinas producidas por las células T colaboradoras.

　サイトカインは、一つひとつの細胞から分泌されるタンパク質で、細胞間伝達分子と呼ばれているように、様々な情報を運び、その情報によって細胞を活性化させたり、鎮（しず）めたりする役割を果たしています。
　Las citocinas son proteínas secretadas por cada célula y, como se denominan moléculas de comunicación intercelular, transportan información diversa y desempeñan el papel de activar o calmar las células según la información.

　構造や作用によって、いくつもの種類のサイトカインがあることがわかっています。がん細胞と免疫にかんするサイトカインとしては、インターロイキン、インターフェロン、腫瘍壊死因子（しゅようえしいんし）がよく知られています。
　Sabemos que existen varios tipos de citoquinas, dependiendo de su estructura y acción. Las interleucinas, los interferones y los factores de necrosis tumoral son citoquinas bien conocidas relacionadas con las células cancerosas y la inmunidad.

がん細胞が発見されると、マクロファージや樹状細胞が、がん細胞やその死骸を食べると同時に、どんな種類のがんが発生したのかをT細胞に知らせます。情報を受けたT細胞は興奮し活性化されます。そして、ヘルパーT細胞が、攻撃部隊であるキラーT細胞を目覚めさせ、がん細胞に攻撃を仕掛けるのです。

　Cuando se encuentran células cancerosas, los macrófagos y las células dendríticas comen las células cancerosas y sus cadáveres y, al mismo tiempo, le dicen a las células T qué tipo de cáncer se ha desarrollado. Al recibir la información, las células T se excitan y activan. Las células T auxiliares despiertan a las células T asesinas, que son la fuerza de ataque, y atacan a las células cancerosas.

　この一連のシステムの仲立ちをしているのが、サイトカインです。IL-2、IL-12などが刺激伝達の役割を果たします。免疫細胞のひじょうに緻密（ちみつ）なシステムがよく言われますが、サイトカインがあってはじめて成り立っているものなのです。

　Las citocinas median en esta serie de sistemas. IL-2, IL-12, etc. juegan un papel en la transmisión de estímulos. A menudo se habla de un sistema muy denso de células inmunitarias, pero es posible gracias a las citocinas.

【参考文献】がんを治す医療辞典決定版　最新の現代医学から確かな代替療法まで。「がん」と闘うための総合辞典
（総監修）帯津良一

ヘルパーT細胞の説明を引用します。
Citaré la descripción de las células T colaboradoras.

免疫の研究が進んで、興味深い事実が数多くわかってきました。その一つが、免疫には「液性免疫」と「細胞性免疫」があるということです。
Los avances en la investigación inmunológica han revelado muchos hechos interesantes. Uno de ellos es que hay "inmunidad humoral" e "inmunidad celular" en la inmunidad.

液性免疫は、真菌や細菌に対する免疫です。マクロファージや樹状細胞が真菌や細菌を取り込み、その情報をヘルパーT細胞に伝えます。ヘルパーT細胞は二種類あり、この時に活性化するのは、2型のヘルパーT細胞（Th2）です。Th2は、IL-4、IL-5、IL-10などを分泌して、B細胞などを刺激します。
La inmunidad humoral es la inmunidad contra hongos y bacterias. Los macrófagos y las células dendríticas captan hongos y bacterias y transmiten la información a las células T colaboradoras. Hay dos tipos de células T auxiliares y las células T auxiliares de tipo 2 (Th2) se activan en este momento. Th2 secreta IL-4, IL-5, IL-10, etc. para estimular las células B.

細胞性免疫は、がん細胞などに対する免疫です。マクロファージや樹状細胞は、がん細胞を取り込んだのち、1型ヘルパーT細胞（Th1）を活性化させるためのサイトカインであるIL-12を放出します。Th1は、IL-2やインターフェロンγ（IFN-γ）を出して、キラーT細胞やNK細胞を活性化させます。

La inmunidad mediada por células es la inmunidad contra las células cancerosas. Los "macrófagos y las células dendríticas" engullen las células cancerosas y luego liberan IL-12, una citocina que activa las "células T auxiliares" de tipo 1 (Th1). Th1 activa las células T asesinas y las células NK mediante la liberación de IL-2 e interferón-γ (IFN-γ).

液性免疫と細胞性免疫は、お互いに微妙なバランスを取り合っています。2つの細胞には、一方が高まりすぎると、一方を抑制してしまうという関係があることがわかってきました。

La inmunidad humoral y celular se encuentran en un delicado equilibrio entre sí. Se ha comprobado que existe una relación entre las dos celdas, en la que si una es demasiado alta, la otra se suprime.

つまり、がん細胞を攻撃する細胞性免疫が十分に働くためには、液性免疫の作用が抑えられなければならないのです。

En otras palabras, para que la inmunidad mediada por células, que ataca a las células cancerosas, funcione lo suficiente, se debe suprimir la acción de la inmunidad humoral.

免疫力は、「液性」「細胞性」を区別することなく全体で「高まる」「低下する」という図式で語られてきましたが、より深く研究していくと、デリケートなバランスがあることがわかってきたのです。

La inmunidad se ha descrito en un esquema de "aumento" y "disminución" como un todo sin distinguir entre "humoral" y "celular". Sin embargo, un estudio más profundo ha revelado que existe un delicado equilibrio.

免疫が高まるといっても、がんを治療するには、細胞性免疫の方を高めないと意味がないということになります。

Incluso si se mejora la inmunidad, no tiene sentido tratar el cáncer a menos que se mejore la inmunidad mediada por células.

そのためには、IL-12やIFN-γというサイトカインの産生で促(うなが)すことが必要となってくるのです。

Para ello, es necesario promover la producción de citoquinas como IL-12 e IFN-γ.

【参考文献】がんを治す医療辞典決定版　最新の現代医学から確かな代替療法まで。
「がん」と闘うための総合辞典
（総監修）帯津良一

読みながら、首を縦(たて)に振りながら「ふ〜ん」って思いました。

Estaba pensando "Hmm" mientras leía.

専門用語を見ると、読み込む前に「うっ」となって敬遠（けいえん）してしまいがちですが、言っていることは単純で、私達の人体は、真菌や細菌の病気に対しては、２型のヘルパーT細胞を介してB細胞などを刺激して液性免疫を獲得（かくとく）しています。
　Cuando ve términos técnicos, tiende a alejarse de ellos antes de leerlos, pero lo que dicen es simple. Nuestro cuerpo humano adquiere inmunidad humoral contra enfermedades fúngicas y bacterianas al estimular las células B a través de las células T auxiliares tipo 2.

　また、がん細胞やウィルスに感染した細胞（コロナや風邪）の病気に対しては、１型のヘルパーT細胞を介してキラーT細胞やNK細胞を活性化させて細胞性免疫を獲得（かくとく）しています。
　Además, activa las células T asesinas y las células NK a través de las células T auxiliares tipo 1 para adquirir inmunidad mediada por células contra las células cancerosas y las células infectadas por virus (coronavirus y resfriados).

　この２つの免疫機能は絶妙なバランスを保ちながら作用していて、どちらか一方が高まれば、どちらか一方が抑えられる仕組みとなっています。
　Estas dos funciones inmunitarias funcionan manteniendo un equilibrio perfecto, y si una aumenta, la otra se suprime.

このことから、分かってくることは、T細胞が中心になって免疫系を支配していることが見えてきます。
　A partir de esto, podemos ver que las células T juegan un papel central en el control del sistema inmunológico.

　ここが肝心なところと理解していただけたら御の字です。
　Espero que puedan entender que este es el punto clave.

　T細胞は胸腺から作られていることが知られていますから、T細胞を安定的に供給できるように胸腺を活性化することができれば、真菌や細菌の病気も、がんやウィルスに感染した細胞の病気（コロナや風邪）も、バランス良く免疫を獲得（かくとく）することが可能になると推測できます。
　Se sabe que las células T se fabrican a partir del timo. Todo lo que se necesita es activar el timo para proporcionar un suministro estable de células T. Se puede suponer que será posible adquirir una inmunidad bien equilibrada contra enfermedades fúngicas y bacterianas, así como contra el cáncer y enfermedades de células infectadas por virus (coronavirus y resfriados).

　がんもコロナも、ほとんどの病気が胸腺から発生するT細胞にかかっていることが見えてきます。胸腺を活性化することさえできれば、怖いものなしとなることが手に取るように推測できるわけです。

Podemos ver que la mayoría de las enfermedades, tanto el cáncer como la corona, dependen de las células T generadas por el timo. Mientras pueda activar la glándula timo sobre el corazón, puede adivinar que no habrá nada que temer.

自律神経
nervios autónomos

　自律神経を主軸に免疫機能を調べました。その内容を引用します。
　Aprendí la función inmunológica con el nervio autónomo como eje principal. Citaré su contenido.

　自律神経は本来、心臓や胃腸、呼吸器、血管、汗腺などのはたらきをコントロールしている神経です。脳の指令を受けずに独立してはたらくことから、自律神経と呼ばれています。脳が休んでいる睡眠時間でも、自律神経のコントロールによって心臓は休まずにはたらき続けています。
　Los nervios autónomos son originalmente nervios que controlan las funciones del corazón, el tracto gastrointestinal, el sistema respiratorio, los vasos sanguíneos y las glándulas sudoríparas. Se llama sistema nervioso autónomo porque funciona de forma independiente sin recibir órdenes del cerebro. Incluso durante el sueño, cuando el cerebro está en reposo, el corazón continúa trabajando sin descanso debido al control del sistema nervioso autónomo.

　自律神経には、交感神経と副交感神経があり、正反対のはたらきをしています。交感神経は運動や緊張をしたときなどに優位になり、心臓の拍動を高め、血管を収縮させ、体を活動的な状態にします。

El sistema nervioso autónomo consta de los sistemas nerviosos simpático y parasimpático, que tienen funciones opuestas. El sistema nervioso simpático se vuelve dominante durante el ejercicio y la tensión, aumentando los latidos del corazón, contrayendo los vasos sanguíneos y poniendo al cuerpo en un estado activo.

一方の副交感神経は、休息しているときに優位になる神経で、心拍数を下げ、血管を拡張します。副交感神経がはたらくことで、心身がリラックスし、消化液の分泌や排便が促（うなが）されます。

Los nervios parasimpáticos, por otro lado, son dominantes en reposo, disminuyendo el ritmo cardíaco y dilatando los vasos sanguíneos. Al trabajar los nervios parasimpáticos, la mente y el cuerpo se relajan y se estimula la secreción de jugos digestivos y la defecación.

白血球は、赤血球とともに血液の重要な成分のひとつです。赤血球が栄養分や酸素を細胞に運び、老廃物や二酸化炭素を回収するという仕事をしています。

Los glóbulos blancos son uno de los componentes importantes de la sangre junto con los glóbulos rojos. Los glóbulos rojos transportan nutrientes y oxígeno a las células y eliminan los productos de desecho y el dióxido de carbono.

一方、白血球は感染やがんから体を守るはたらきをしています。その数は、赤血球が１０００個に対して白血球が１個という割合です。

Por otro lado, los glóbulos blancos trabajan para proteger el cuerpo de infecciones y cáncer. La proporción es de 1 glóbulo blanco por 1000 glóbulos rojos.

　白血球の中身を見ると、健康な人では顆粒球（かりゅうきゅう）がおおむね６割に対して、リンパ球がおおむね４割の割合です。

En cuanto al contenido de los glóbulos blancos, en una persona sana, alrededor del 60 % son granulocitos y alrededor del 40 % son linfocitos.

　顆粒球は、真菌や大腸菌、細胞の死骸、カビなどの比較的大きなサイズの異物を食べて処理します。このときに、酸化力の強い物質（活性酸素）を出して異物を破壊します。活性酸素ががんの発生、増殖と大いにかかわっています。

Los granulocitos comen y procesan sustancias extrañas de tamaño relativamente grande, como hongos, E. coli, células muertas y mohos. En este momento, se liberan sustancias con fuerte poder oxidante (oxígeno activo) para destruir las sustancias extrañas. El oxígeno activo está muy involucrado en el desarrollo y crecimiento del cáncer.

リンパ球は、ウィルスなど小さな異物を排除するときに活躍します。リンパ球は、異物を「抗原」として認識すると、「抗体」と呼ばれるタンパク質を作り、異物に対して無毒化するようにはたらきかけます。リンパ球には、ナチュラル・キラー（NK）細胞、T細胞、B細胞などの種類があります。

Los linfocitos son activos en la eliminación de pequeñas sustancias extrañas como los virus. Cuando los linfocitos reconocen sustancias extrañas como "antígenos", producen proteínas llamadas "anticuerpos" y trabajan para desintoxicar las sustancias extrañas. Los tipos de linfocitos incluyen células asesinas naturales (NK), células T y células B.

自律神経と白血球の間には、緊密な関係があります。

Existe una estrecha relación entre los nervios autónomos y los glóbulos blancos.

自律神経は、内臓のはたらきを調整するときに神経の末端から神経伝達物質を分泌します。交感神経からはアドレナリンが、副交感神経からはアセチルコリンが出て内臓に緊張やリラックスの指令を出すのです。

Los nervios autónomos secretan neurotransmisores de las terminaciones nerviosas para regular la función de los órganos internos. Los nervios simpáticos liberan adrenalina y los nervios parasimpáticos liberan acetilcolina, que dan órdenes a los órganos internos para inducir tensión y relajación.

アドレナリンは心も体も緊張させます。心臓の鼓動を上げ血管を収縮させます。逆にアセチルコリンは心身をリラックスさせます。消化や吸収、排泄を促進する作用もあります。

La adrenalina hace que la mente y el cuerpo se tensen. Aumenta la frecuencia cardíaca y contrae los vasos sanguíneos. Por el contrario, la acetilcolina relaja la mente y el cuerpo. También favorece la digestión, la absorción y la excreción.

白血球の顆粒球とリンパ球では、アドレナリンやアセチルコリンに対して違う反応をします。顆粒球はアドレナリンで活発になり、アセチルコリンで活動が抑制されます。リンパ球はその反対です。

Los granulocitos y linfocitos contenidos en los glóbulos blancos reaccionan de manera diferente a la adrenalina y la acetilcolina. Los granulocitos son activados por la adrenalina e inhibidos por la acetilcolina. Los linfocitos son todo lo contrario.

つまり、交感神経が緊張すると、アドレナリンが分泌され顆粒球が反応します。副交感神経が優位になると、アセチルコリンが分泌されてリンパ球が反応します。反応するとは、活性化し、数も増えるということを意味しています。

En otras palabras, cuando los nervios simpáticos se tensan, se secreta adrenalina y los granulocitos reaccionan. Cuando el nervio parasimpático se vuelve dominante, se secreta acetilcolina y los linfocitos responden. Reaccionar significa activar y aumentar en número.

顆粒球は、外から侵入してきた比較的大きな異物を攻撃する細胞です。つかまえて溶かしてしまう攻撃パターンをもっていますが、このときに武器として使うのが活性酸素です。
　Los granulocitos son células que atacan sustancias extrañas relativamente grandes que han invadido desde el exterior. Tiene un patrón de ataque que captura y derrite, pero en este momento se usa oxígeno activo como arma.

　活性酸素はひじょうに不安定な酸素のことで、安定するために周りの分子から電子を奪い取ります。電子が奪われた分子は、酸化という現象を起こし、一気に活性を失ってしまいます。さびてボロボロになってしまうのです。この性質を利用して、顆粒球は異物を処理しています。
　El oxígeno reactivo se refiere al oxígeno que es muy inestable y roba electrones de las moléculas circundantes para estabilizarlo. Las moléculas de las que se han privado los electrones experimentan un fenómeno llamado oxidación y pierden su actividad de una sola vez. Se oxidará y se desmoronará. Usando esta propiedad, los granulocitos procesan sustancias extrañas.

　交感神経が緊張して顆粒球が多くなると、活性酸素の量も増えてきます。
　Cuando el sistema nervioso simpático se pone tenso y aumenta el número de granulocitos, también aumenta la cantidad de oxígeno activo.

通常、活性酸素は酵素によって除去されますが、酵素の能力を超えて発生した活性酸素は、あたりかまわず攻撃を仕掛けます。細胞が酸化し、DNAも傷つけられます。そのことが、細胞のがん化につながります。がん細胞が増殖していく原因にもなっているのです。

　Normalmente, las enzimas eliminan el oxígeno activo, pero el oxígeno activo generado más allá de la capacidad de las enzimas atacará independientemente del entorno. Las células se oxidan y el ADN se daña. Esto conduce al cáncer de células. También hace que crezcan células cancerosas.

　活性酸素は、呼吸や細胞の新陳代謝によっても発生しますが、顆粒球が発するものがかなりの割合を占めるといわれています。つまり、顆粒球が増えれば増えるほど、がんは発生しやすくなります。

　El oxígeno activo también es generado por la respiración y el metabolismo celular. Sin embargo, se dice que el oxígeno activo emitido por los granulocitos representa una proporción considerable. En otras palabras, cuantos más granulocitos haya, más probable es que se desarrolle un cáncer.

がん治療のためには、顆粒球を増やさないようにしたほうがいいということになります。顆粒球が増えるということは、相対的にリンパ球が減ることを意味します。

Para el tratamiento del cáncer, es mejor no aumentar los granulocitos. Un aumento de granulocitos significa una disminución relativa de linfocitos.

顆粒球が増えることで、活性酸素による細胞のがん化が進み、がん細胞を排除するリンパ球の減少によって免疫力が下がるのですから、がん細胞にとっては最高に生きやすい環境といってもいいでしょう。

A medida que aumentan los granulocitos, las células se vuelven cancerosas debido al oxígeno activo, y a medida que disminuyen los linfocitos, que eliminan las células cancerosas, la inmunidad se debilita. Por lo tanto, se puede decir que es el mejor ambiente para que vivan las células cancerosas.

つまり、がんを治すには、活性酸素を発生させる顆粒球を少なくし、がんを排除しようとはたらくリンパ球を増やし、がん細胞が生きにくい環境を作ればいいわけです。

En otras palabras, para curar el cáncer es necesario reducir el número de granulocitos que generan oxígeno activo y aumentar el número de linfocitos que intentan eliminar el cáncer, creando así un entorno en el que las células cancerosas no pueden sobrevivir.

がんを引き起こす要因。
Factores que causan el cáncer.

・はたらきすぎの寝不足さん
・Falta de sueño por exceso de trabajo

　睡眠をしっかりとれている場合は良いのですが、3〜4時間の睡眠で、はたらき続けている人は、顆粒球の数が異常に多くなってしまい、活性酸素の量も増え、細胞の酸化が進みます。注意が必要です。
　Es bueno si duermes bien por la noche, pero para las personas que siguen trabajando con 3 a 4 horas de sueño, la cantidad de granulocitos aumentará de manera anormal, aumentará la cantidad de oxígeno activo y se producirá la oxidación de las células. Deberías ser cuidadoso.

・心の悩み
・preocupaciones del corazón

　不安や悩みや悲しみといったストレスは、脳の大脳辺緑系で感知され、視床下部へ伝えられます。
　El estrés, como la ansiedad, la preocupación y la tristeza, se detecta en el sistema límbico del cerebro y se transmite al hipotálamo.

視床下部は、自律神経や内分泌などのコントロールを司る場所です。視床下部は、ストレス刺激を受けて、アドレナリンやノルアドレナリンを分泌させ、交感神経の緊張状態を作り出します。

El hipotálamo es un lugar que controla el sistema nervioso autónomo y endocrino. Cuando el hipotálamo recibe un estímulo de estrés, segrega adrenalina y noradrenalina, creando un estado de tensión nerviosa simpática.

　その結果、心拍や呼吸が早まり、血圧が上がります。不安なことがあると、心拍が速くなるという体験はどなたにもあるのではないでしょうか。

Como resultado, el ritmo cardíaco y la respiración se aceleran, y la presión arterial aumenta. Todos sabemos que la ansiedad hace que tu corazón lata más rápido.

　顆粒球を増やし、リンパ球を減らし、血流を悪くさせるという、がんを発生させ、増殖させる環境をもたらすのです。

Al aumentar la cantidad de granulocitos, disminuir la cantidad de linfocitos y afectar el flujo sanguíneo, crea un entorno propicio para que el cáncer se desarrolle y prolifere.

がん細胞の増殖を抑制し、治療にもって行くためには、リンパ球を増やして免疫力を上げなければなりません。
Para suprimir el crecimiento de las células cancerosas y llevarlas al tratamiento, es necesario aumentar los linfocitos y estimular la inmunidad.

リンパ球は副交感神経を優位にすることで増やすことができます。
Los linfocitos pueden incrementarse haciendo que los nervios parasimpáticos sean dominantes.

【参考文献】がんを治す医療辞典決定版　最新の現代医学から確かな代替療法まで。
「がん」と闘うための総合辞典
（総監修）帯津良一

顆粒球（かりゅうきゅう）とは
¿Qué es un granulocitos?

細胞の中に殺菌作用のある成分を含んだ「顆粒」を持つ白血球の総称です。好中球、好酸球、塩基球の3種類に分けられます。
Es un término general para los glóbulos blancos que tienen "gránulos" que contienen componentes con acción bactericida en las células. Se dividen en tres tipos: neutrófilos, eosinófilos y basófilos.

【参考文献】国立研究開発法人国立がん研究センターのホームページ

読みながら、首を縦（たて）に振りながら「ふ～ん」て思いました。
Estaba pensando "Hmm" mientras leía.

交感神経も副交感神経も、２種類のヘルパーT細胞と同様にお互いのバランスをとりながら作用し合っているんだなぁと思えたらいいのかなと思いました。

　Pensé que sería bueno pensar que el nervio simpático y el nervio parasimpático actúan uno sobre el otro mientras se equilibran, al igual que los dos tipos de células T colaboradoras.

　おそらく、どちらも必要で、バランスよく生活することが求められていると私は解釈しました。昼間は交感神経優位の状態で活動して、夜間は副交感神経を優位にして睡眠することを心がければバランスが良い生活サイクルになるのではないかと思います。

　Probablemente quieras ambos. Lo interpreté como un requisito para vivir una vida equilibrada. Creo que si tratas de dormir con el sistema nervioso simpático dominante durante el día y dormir con el sistema nervioso parasimpático dominante durante la noche, tendrás un ciclo de vida bien equilibrado.

と、ここまででしたら、今までの、調査と変わりがなかったのですが、ついに、見つけました。どうすれば、免疫力が上がったと証拠として提示できるのか、いわば判断できる、評価対象物とは何か、その数値データはどうすれば得られるのか。その判断基準が見えてきました。

Hasta este punto, no hubo cambios en las investigaciones hasta ahora, pero finalmente lo encontré. ¿Cómo puedo presentarlo como evidencia de que mi inmunidad ha aumentado? ¿Cuál es el objeto de evaluación que puede ser juzgado? ¿Cómo puedo obtener los datos numéricos? Encontré los criterios para eso.

自律神経免疫療法の評価基準。
Criterios de evaluación para la inmunoterapia del sistema nervioso autónomo.

治療はリンパ球の数や白血球のなかに占める割合をチェックして、効果を確認しながら進められます。
El tratamiento se realiza comprobando el número de linfocitos y el porcentaje de glóbulos blancos para confirmar el efecto.

健康な人の場合、血液１mm^3（立方ミリメートル）あたり２３００〜２６００個くらいのリンパ球が含まれています。
En el caso de una persona sana, 1 mm^3 (milímetro cúbico) de sangre contiene alrededor de 2300 a 2600 linfocitos.

２０００個くらいが下限で、これ以下になると免疫力が低下して病気になりやすくなると言われています。

　Alrededor de 2000 es el límite inferior, y se dice que si el número es menor, el sistema inmunológico se debilitará y las personas se volverán más susceptibles a las enfermedades.

　がん患者は１５００個でも相当いいほうです。１５００個以下、抗がん剤などの治療を受けていると１０００個程度、それ以下になっている場合もあるといいます。

　Para pacientes con cáncer, 1500 es bastante bueno. Se dice que el número de linfocitos es de 1.500 o menos, y que puede ser de unos 1.000 o incluso menos si está recibiendo tratamiento como medicamentos contra el cáncer.

　自律神経免疫療法では、リンパ球を２０００個程度にまで回復させるのが目標です。２０００個を超えてくると免疫力がじわじわと力をつけてくるのです。

　El objetivo de la inmunoterapia del sistema nervioso autónomo es restaurar la cantidad de linfocitos a alrededor de 2000. Cuando supera los 2000, la fuerza inmunológica se fortalece gradualmente.

【参考文献】がんを治す医療辞典決定版　最新の現代医学から確かな代替療法まで。
「がん」と闘うための総合辞典
（総監修）帯津良一

　これが欲しかった。これです。私が調べたかったこと。
　Quería esto. Esto es lo que quería averiguar.

これを軸に愛と友情のエネルギーの使い方の評価をしていけばいいんだなってことがわかりました。

Me di cuenta de que debía evaluar cómo usar la energía del amor y la amistad en base a esto.

これをお読みの読者で、身近にがん患者様がいる場合、早急に愛と友情のエネルギーの使い方を試してみる価値がございます。

Si estás leyendo esto y tienes un paciente con cáncer cerca de ti, vale la pena intentar utilizar la energía del amor y la amistad lo antes posible.

私は、これから、私なりの研究を進めていきたいと考えております。が、しかし、今すぐ結果が出せるものでもございません。

De ahora en adelante, me gustaría continuar con mi propia investigación. Sin embargo, no es algo que pueda producir resultados de inmediato.

臨床試験と呼ばれる類のものをクリアしなければ医学的に認められたことにならないからです。

Esto se debe a que no está médicamente reconocido a menos que autorice lo que se llama un ensayo clínico.

ですから、一朝一夕で達成できるようなものではございません。

Por tanto, no es algo que se pueda conseguir de la noche a la mañana.

胸腺（きょうせん）のまとめ
Resumen de Timo

　愛と友情のエネルギーの使い方に医学的根拠はあるのか、その問いに答えると、愛の力により免疫機能への効果を期待する声が医学者の中から現れてきている事実を鑑（かんが）みても、人間の免疫機能を司る主要器官である胸腺がハートの中心あたりに潜んでいる事実を鑑（かんが）みても、これからの研究の余地があると結論づけます。

　¿Existe una base médica para usar la energía del amor y la amistad? Responderé a esa pregunta. Existe el hecho de que algunos científicos médicos han llegado a esperar que el poder del amor tenga un efecto sobre el sistema inmunológico. Existe el hecho de que el timo, el principal órgano que controla la función inmunológica humana, está oculto sobre el corazón. Concluyo que hay espacio para más investigaciones.

また。未解決の問題として愛と友情のエネルギーの使い方をすることにより医学的に胸腺に刺激が与えられ、免疫機能を司るT細胞などに影響を与え、人間の免疫機能がアップする事象の確認と証明がされていない事実がございます。

Además, hay un problema abierto. Es un hecho que no se ha comprobado médicamente que al utilizar la energía del amor y la amistad se estimule la glándula timo, afectando las células T que controlan la función inmunológica y mejorando la función inmunológica humana.

　今後の課題として、愛と友情のエネルギーの使い方をする前とした後の血液を採取して免疫機能にどれだけの影響が現れて、どれだけの効果が得られるのか、また、継続的に半年間、３年間と、愛と友情のエネルギーの使い方をした場合の結果をみて、どれだけの影響が現れて、どれだけの効果が得られるのか、調査できれば、医学的に免疫力を高める手法として証明されることになるのではないかと期待しています。

Tareas futuras. Me gustaría recolectar sangre antes y después de usar la energía del amor y la amistad para investigar cuánto se ve afectada la función inmunológica y cuánto efecto se puede obtener. También observamos los resultados del uso continuo de la energía del amor y la amistad durante seis meses a tres años. Espero que si podemos investigar cuánto aparecerá el efecto y cuánto efecto se puede obtener, se probará médicamente como un método para aumentar la inmunidad.

期待通りの結果が得られますと既存治療法などと併用して、がん治療に活かせる可能性を秘めているのではないかと推論づけています。

　Si se pueden obtener los resultados esperados, se especula que existe una posibilidad oculta de que se pueda usar en el tratamiento del cáncer en combinación con los métodos de tratamiento existentes.

　もし、愛と友情のエネルギーの使い方に医学的なエビデンスや、科学的なエビデンスがあることが証明されてまいりますと、福島県でがんに怯（おび）えながら暮らしている人々の不安を少しでも軽減することが出来るようになるのではないかと期待して、この文書を締めくくらせていただきたいと思います。

　Si se demuestra que hay evidencia médica y evidencia científica sobre cómo usar la energía del amor y la amistad, ayudará a aliviar la ansiedad de las personas que viven en la prefectura de Fukushima y que tienen miedo al cáncer. Me gustaría concluir este documento con la espero que seamos capaces de hacerlo.

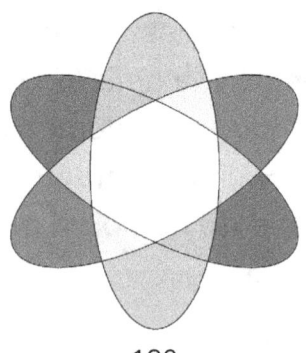

胸腺の活性化を体感した話
Una historia sobre experimentar la activación del timo.

　上昇気流（アセンション）体験や覚醒体験を経て思うことがあります。
　Hay cosas en las que pienso después de experimentar una experiencia de corriente ascendente (ascensión) y una experiencia de despertar.

　アセンションのクライマックスあたりに起こる現象の一つに胸腺（きょうせん）の活性化があります。肌感覚で体感できるレベルで胸腺の活性化が起こります。
　Uno de los fenómenos que ocurre alrededor del clímax de la ascensión es la activación del timo. La activación del timo ocurre a un nivel que se puede sentir a través de la piel.

　その時の現象を文字にすると、熱く滾（たぎ）る胸の中心と言いますか、心臓の少し上あたりに蝶（ちょう）のような蝶番（ちょうつがい）のようなイメージのエネルギー体を感じました。そのことを翼（つばさ）と表現しても良いかもしれません。熱く滾（たぎ）る日の鳥と表現しても過言ではないかもしれません。

Si tuviera que poner en palabras el fenómeno en ese momento, diría que sentí un cuerpo de energía en el centro de mi corazón, un poco por encima de mi corazón, como una bisagra como una mariposa. Podrías llamarlo alas. Puede que no sea una exageración describirlo como un pájaro de un sol abrasador.

　その胸腺の感覚を感じた時に、小4と言う言葉が連想されました。その頃の感覚を思い出して、あの頃の感覚って一番正しかった気がするなぁ。そして、一番良かった気がするなぁ。と思い返すのでした。男女の別がそれほど大きくなかった頃の感覚です…みんなが友達だった頃の感覚です。

　Cuando sentí esa sensación en mi timo, me vino a la mente la palabra "alumno de cuarto grado". Recuerdo los sentimientos que tuve en ese momento, y siento que esos sentimientos fueron los más correctos. Y creo que es lo mejor. Recordé. Se siente como cuando la distinción de género no era tan grande... cuando todos eran amigos.

胸腺が一生涯のうちで一番活性化される時期は小学４年生頃をピークにするのだそうです。小４をピークに胸腺は生涯をかけて７０歳くらいまで萎縮し続けていくそうです。小４と連想された体験と一致していてビックリしました。小４を年齢に換算すると１０歳です。

　Parece que el momento en que el timo está más activado en la vida alcanza su punto máximo alrededor del cuarto grado de la escuela primaria. Parece que el timo continuará atrofiándose por el resto de la vida, con un pico alrededor del cuarto grado de la escuela primaria, hasta alrededor de los 70 años. Me sorprendió descubrir que coincidía con la experiencia asociada con la "escuela primaria de cuarto grado". Los alumnos de 4º de primaria tienen 10 años.

【参考文献】wikipedia調べ　https://ja.wikipedia.org/wiki/%E8%83%B8%E8%85%BA

　そう言われてみれば、あの頃を過ぎたあたりくらいから、男女の差が肉体的にも精神的にも大きく現れてきて、気が付いたら、大きな別が生まれていたなぁ。と…

　Ahora que lo pienso, desde que pasé el cuarto grado de la escuela primaria, la diferencia entre hombres y mujeres comenzó a aparecer, tanto física como mentalmente.

　そんなことあったなぁ…と、思いを巡らすのでした。
　Recuerdo que tal cosa sucedió.

あの頃って、怪我（けが）をしても治りが良かった記憶があります。あれは、胸腺のおかげだったんだぁ。と思い返すのでした。

Recuerdo que aunque me lesioné en ese momento, se curó bien. Recordé que fue gracias al timo.

また、上昇気流（アセンション）体験や覚醒体験をして、胸腺が活性化されてまいりますと、まるで、子供の心を取り戻したかのような感覚を味わえます。

Además, cuando el timo es activado por la experiencia de la corriente de aire ascendente (ascensión) y la experiencia del despertar, puedes sentir como si hubieras recuperado la mente de un niño.

子供の頃の感覚をリアルに味わえるような感覚です。

Es una sensación que realmente se puede saborear la sensación de la infancia.

純真な心と言いますか、なんでも楽しむ感覚と言いますか、いつも愉快（ゆかい）で楽しんでいるような、いつも笑っているような、ひじょうに良い、豊（ゆた）かな感覚を味わえます。

Puedes decir que es un corazón inocente, o puedes decir que es una sensación de disfrutar todo, es un sentimiento muy bueno y rico de que siempre estás feliz, disfrutando y siempre sonriendo.

現代の社会に不満を抱いていて、報われていない感覚や、救われていない感覚を、お持ちの方がいらっしゃいましたら、ぜひ、一度、この感覚を味わってみてはいかがでしょうか。

　Si no está satisfecho con la sociedad moderna y tiene la sensación de no ser recompensado o no ser salvo, ¿por qué no experimenta este sentimiento una vez?

　その感覚を味わえるようになってまいりますと、ものの見方や考え方が一新されていって、満足して生きていける。そんな人生に変換していただけたら幸いです。

　Cuando llegues a poder disfrutar de ese sentimiento, tu perspectiva y forma de pensar se renovará y podrás vivir con satisfacción. Te agradecería si pudieras convertirlo en una vida así.

血液検査の結果から見る、表の事情と裏の事情
Resultados de análisis de sangre.

　喜びの束（つか）の間、血液検査で見えてきた数値をピックアップします。血液検査の過去データ

　Para un momento de alegría, recogeré los números que se han visto en el análisis de sangre. Datos históricos de análisis de sangre

採取日付 採取時間 伝票名	2016/05/10	2022/02/16 検体検査	2022/03/09 検体検査	2022/05/18 検体検査
WBC	6120	5240	5450	6780
RBC	563	550	565	552
Hgb	16.0	16.3	16.6	15.5
Hct	47.0	49.0	49.7	46.8
MCV	83	89	88	85
MCH	28.4	29.6	29.4	28.1 L
MCHC	34.0	33.3	33.4	33.1
PLT	24.9	31.9	34.7	37.9
白血球像				
Baso	0.3	0.6	0.7	0.6
Eosino	7.7 H	4.4	8.4 H	3.4
Stab				
Seg				
Neutro	62.3	53.4	46.0	62.7
Lympho	18.8	35.7	39.6	26.7
Mono	10.9 H	5.9	5.3	6.6
その他1	0.0	0.0	0.0	0.0
その他2	0.0	0.0	0.0	0.0
EBL	0.0	0.0	0.0	0.0
リンパ球（実数）	1150.0 L	1870.0 L	2160.0	1810.0 L
好中球（実数）	3810.0	2800.0	2500.0	4250.0
LD/IFCC		148	142	153
CK	83	436 H	90	166
BUN	15.3	11.6	11.9	18.0
CRE	0.91	0.93	0.91	0.84
UA		6.7	5.8	6.0
Na	142	142	142	142
K	3.9	3.9	3.7	3.7
Cl	102	106	105	104
HDL-C		43	40	38 L
LDL-C		172 H	195 H	197 H

２０２２年２月１６日、この日が初めて健康診断で再受診を促され掛かりつけの病院で受信した日です。この日に心臓のエコー検査などを受けて異常なしの診断を受けました。この時に、LDL-C、いわゆるLDLコレステロールの値が高いから、下げる努力をしていきましょうと告げられた日となります。

　El 16 de febrero de 2022 es el día en que me volvieron a solicitar por primera vez un chequeo médico y lo recibí en el hospital de mi familia. En este día, se sometió a un ecocardiograma del corazón y se le diagnosticó que no tenía anomalías. En ese momento, me dijeron que mi LDL-C, el llamado colesterol LDL, estaba alto y que debía intentar reducirlo.

２０２２年３月９日、この日が、１回目の経過観察日です。数値が悪化しているのがわかります。この当時、それまで毎日の日課だった晩酌を１ヶ月絶ったんだから大丈夫と、まぁまぁ軽い認識をしておりました。が、しかし、結果が出て、考え方を改める方向へと促されていきます。そして、栄養士の方からのアドバイスもあり、適度な運動、ウォーキングをする習慣を身につけていき、食事療法も取り入れていきました。

　9 de marzo de 2022, este día es el 1° día de observación de transición. Puedes ver que los números empeoran. En ese momento, pensé que estaría bien porque dejé de tomar bebidas, que había sido mi rutina diaria, durante un mes. Sin embargo, los resultados están saliendo y me van a instar a cambiar de mentalidad. Luego, con el asesoramiento de un nutricionista, adquirí el hábito del ejercicio moderado y la caminata, y también adopté la dietoterapia.

２０２２年５月１８日、この日が、２回目の経過観察日です。個人的には自信がありましたが、しかし、結果は脆くも更なる悪化が認められ、なんでだ？なんでだ？あれだけやったのにって思うような結果でした。この当時、血液検査の結果は悪化しておりますが、体重が激減していたこともあって、主治医の先生から、努力の跡が見られるので薬は処方せず経過観察をして見ましょうと言われ、３ヶ月後に診て見ましょうと言う話でこの日は終わりました。

　18 de mayo de 2022, este día es el segundo día de observación de transición. Estaba confiado personalmente. Sin embargo, los resultados fueron aún peores. ¿Por qué? ¿Por qué? Fue un resultado que invita a la reflexión. En ese momento, los resultados de los análisis de sangre fueron peores, pero el peso se redujo drásticamente. En tales circunstancias, mi médico me dijo: ``Puesto que puede ver los signos de sus esfuerzos, observemos el progreso sin prescribir medicamentos''. El día terminó con la historia de que volveré a ver al médico en 3 meses.

また、栄養士さんからのアドバイスで、袋とじインスタントラーメンの調理法で、それまでは、スープと具材（キャベツなど）と一緒に麺を茹でて、そのまま召し上がっていましたが、麺をスープとは別で茹でて湯切りしていただく方法を提案され、試して見たところ、あのこってりなラーメンが、あっさりラーメンへと変貌する調理法を教えていただいて、これならイケると、俄然やる気になっていたのを思い出します。

　También recibí el consejo de un nutricionista. Es un método de cocción de "fideos instantáneos en bolsas". Hasta entonces, los fideos se hervían junto con la sopa y los ingredientes (col, etc.) y se comían tal cual. Un nutricionista aconsejó: "Por favor hierve los fideos por separado de la sopa y escúrrelos". Lo intenté. Ese rico ramen se ha transformado en un ramen ligero. Recuerdo que de repente me sentí motivado.

また、運動のウォーキングも、運動公園にある野球場の周りをグルグル回る方法から、景色を観察しながら歩くウォーキング、例えるならば、図書館まで歩いていって、図書館でクールダウンしながら読書して、良い感じになってきたらウォーキングを再開して家に帰るという方法を工夫しながら始めました。
　Además, cambié mi ejercicio de caminar de caminar alrededor del campo de béisbol en el parque deportivo a caminar mientras observaba el paisaje. Por ejemplo, comencé a caminar a la biblioteca, leyendo mientras me refrescaba en la biblioteca, y cuando me sentí mejor, volví a caminar y me fui a casa.

　同じ場所をグルグル回るウォーキングは目的がないから飽きてしまいますが、本を読みたいと目的を作って、動機付けて歩くウォーキングであれば意外と楽しめることに気がついたのでした。
　Caminar en círculos alrededor del mismo lugar se vuelve aburrido porque no tiene ningún propósito, pero me di cuenta de que caminar motivado por el propósito de leer un libro puede ser sorprendentemente agradable.

　その中でも、半分歩けたらパイナップルジュースを飲んで良しとか、色々なご褒美を自分に与えたり、やり方を工夫していきました。
　Entre ellos, me di varias recompensas, como beber jugo de piña cuando podía caminar a mitad de camino, e ideé formas de hacerlo.

２０２２年８月１０日
10 de agosto de 2022

　そして、満を持して迎えた２０２２年８月１０日。結果が出ました。LDLコレステロールと書かれている場所を観察していただければ、LDLコレステロールの値が下がっていっているのがわかるかと思います。

　Y el 10 de agosto de 2022, que fue totalmente acogido. Obtuve resultados. Si observa el lugar donde está escrito el colesterol LDL, verá que el valor del colesterol LDL está disminuyendo.

No	検査項目	結果	下限値	上限値	コメント	コメント2	単位名称
1	白血球数	5590	3500	9700			/MCL
2	赤血球数	533	M438	577			マン/MCL
3	血色素量	15.0	M13.6	18.3			G/DL
4	ヘマトクリット	46.2	M40.4	51.9			%
5	MCV	87	M 83	101			FL
6	MCH	28.1 L	M28.2	34.7			PG
7	MCHC	32.5	M31.8	36.4			%
8	血小板数	29.9	14.0	37.9			マン/MCL
9	白血球像						
10	好塩基球	0.5	0.0	2.0			%
11	好酸球	5.0	0.0	7.0			%
12	桿状核球		0.0	19.0			%
13	分葉核球		27.0	72.0			%
14	好中球	45.2	42.9	74.0			%
15	リンパ球	42.9	18.0	50.0			%
16	単球	6.4	1.0	8.0			%
17	その他1	0.0		0.0			%
18	その他2	0.0		0.0			%
19	赤芽球	0.0		0.0			/100WBC
20	リンパ球（実数）	2400.0		GT 2000			/MCL
21	好中球（実数）	2520.0					/MCL
22	LD/IFCC	136	120	245			U/L
23	CK	109	M 50	230			U/L
24	尿素窒素	14.6	8.0	20.0			MG/DL
25	クレアチニン	0.93	M 0.65	1.09			MG/DL
26	尿酸	6.7	M 3.6	7.0			MG/DL
27	ナトリウム	142	135	145			MEQ/L
28	カリウム	4.1	3.5	5.0			MEQ/L
29	クロール	108	98	108			MEQ/L
30	総コレステロール	212	150	219			MG/DL
31	中性脂肪	206 H	50	149			MG/DL
32	HDLコレステロール	40	M 40	80			MG/DL
33	LDLコレステロール	155 H	70	139			MG/DL

しかし、注意点があります。栄養士さんからのご指摘がありました。ウォーキングの時どんなドリンクを飲まれていますか?と問われたので、即答でパイナップルジュースです。って答えました。すると、栄養士さんの方が合点がいかれたようで「それだ」って言われました。僕は目が飛び出るように驚きました。笑。

Sin embargo, hay una advertencia. Me lo dijo un nutricionista. ¿Qué tipo de bebida bebes cuando caminas? Inmediatamente respondí: "Jugo de piña". Entonces el nutricionista dijo: "Eso es. Esa es la causa". Me sorprendió tanto que se me salieron los ojos.

どうやら、甘いドリンクを飲むと中性脂肪が高くなるんだそうです。そこで、ウォーキングの際は、完全にパイナップルジュースを辞めるのは大変だろうから、お茶や麦茶などと交互に飲んでくださいねって愛嬌(あいきょう)の意をいただきました。

Al parecer, beber bebidas azucaradas aumenta los triglicéridos. Entonces, al caminar, sería difícil dejar el jugo de piña por completo, así que me dijeron que alternara beber con té verde o té de cebada.

と、目に見えるお話はここまでとして、ここからは、思いっきり常識を吹っ飛ばしたようなお話をしてまいります。
　La historia visible termina aquí. A partir de aquí, les voy a hablar de una historia que desborda el sentido común.

　２０１９年７月１０日より、クリスタルヒーリングを伝授され、毎日のようにように執り行っていった結果、半年後にアセンションを体験しました。それ以来、毎日のようにアセンションさせる日々を過ごしていき、２０２２年５月中旬頃、恐怖体験を伴（ともな）う覚醒体験をしました。覚醒体験へと移り進む過程にて、たまたま血液検査をしていたわけでした。
　Desde el 10 de julio de 2019, me enseñaron la curación con cristales y, como resultado de realizarla casi todos los días, experimenté la ascensión medio año después. Desde entonces, pasé mis días ascendiendo casi todos los días y, a mediados de mayo de 2022, tuve una experiencia de despertar acompañada de una experiencia aterradora. En el proceso de pasar a la experiencia del despertar, me hicieron un análisis de sangre.

　では、２０２２年５月１８日の資料を見てまいりましょう。
　Echemos un vistazo a los materiales para el 18 de mayo de 2022.

２０２２年５月１８日、血液検査の結果
Resultados de análisis de sangre el 18 de mayo de 2022

No	検査項目	結果	下限値	上限値	コメント	コメント2	単位名称
1	白血球数	6780	3500	9700			/MCL
2	赤血球数	552	M438	577			マン/MCL
3	血色素量	15.5	M13.6	18.3			G/DL
4	ヘマトクリット	46.8	M40.4	51.9			%
5	MCV	85	M 83	101			FL
6	MCH	28.1 L	M28.2	34.7			PG
7	MCHC	33.1	M31.8	36.4			%
8	血小板数	37.9	14.0	37.9			マン/MCL
9	白血球像						
10	好塩基球	0.6	0.0	2.0			%
11	好酸球	3.4	0.0	7.0			%
12	桿状核球		0.0	19.0			%
13	分葉核球		27.0	72.0			%
14	好中球	62.7	42.0	74.0			%
15	リンパ球	26.7	18.0	50.0			%
16	単球	6.6	1.0	8.0			%
17	その他1	0.0		0.0			%
18	その他2	0.0		0.0			%
19	赤芽球	0.0					/100WBC
20	リンパ球（実数）	1810.0 L		GT 2000			/MCL
21	好中球（実数）	4250.0					/MCL
22	LD/IFCC	153	120	245			U/L
23	CK	166	M 50	230			U/L
24	尿素窒素	18.0	8.0	20.0			MG/DL
25	クレアチニン	0.84	M 0.65	1.09			MG/DL
26	尿酸	6.0	M 3.6	7.0			MG/DL
27	ナトリウム	142	135	145			MEQ/L
28	カリウム	3.7	3.5	5.0			MEQ/L
29	クロール	104	98	108			MEQ/L
30	総コレステロール	241 H	150	219			MG/DL
31	中性脂肪	125	50	149			MG/DL
32	HDLコレステロール	38 L	M 40	80			MG/DL
33	LDLコレステロール	197 H	70	139			MG/DL

この当時は、まだ、覚醒体験はしておりません。が、しかし、覚醒体験へと移り進む過程であったことは間違いありません。いわゆる、恐怖体験真（ま）っ只中（ただなか）の頃だったと思い返します。正確には２０２２年５月２７日に堪（たま）り兼（か）ねて病院に縋（すが）っていっていますし、２０２２年５月２１日の頃には当時ネット販売していた天然石ショップを閉じる決断をした閉店クーポンを発行している形跡があるので、おそらく、時期的に、かごめの話などが現れていた頃だと推測しています。

　En este momento, todavía no he experimentado el despertar. Sin embargo, no hay duda de que fue un proceso de transición a una experiencia de despertar. Recuerdo que estaba en medio de lo que se llama una experiencia aterradora. Para ser precisos, el 27 de mayo de 2022 estoy atrapado en el hospital. Alrededor del 21 de mayo de 2022, hay evidencia de que se emitió un cupón de cierre que decidió cerrar la tienda de piedra natural que vendía en línea en ese momento, por lo que probablemente fue en ese momento cuando apareció la historia de Kagome.

　その当時の血液の資料があるなんて、奇跡としか言いようがありません。よくぞ受診して血液検査していたなぁ。と今となっては健康診断に感謝しています。
　Solo puedo decir que es un milagro que exista un documento de sangre de esa época. Creo que me estaba haciendo un análisis de sangre en un buen momento. Gracias por su control de salud.

実際問題、覚醒体験をいつしたのかと言われると、正直、いつ、覚醒体験をしたのかは定かではありません。２０２２年６月初旬頃だったんだろうなと今、思い返します。

De hecho, cuando me preguntan cuándo tuve mi experiencia de despertar, honestamente no sé cuándo tuve mi experiencia de despertar. Ahora creo que fue a principios de junio de 2022.

　なぜ、この貴重な体験が曖昧（あいまい）になっているのかと言うと、覚醒体験へ移り進んで行く最中（さいちゅう）は、本当に何もかもを手放して行く過程にありました。２００万円かけて始めた天然石屋も閉店させ、それまで出版してきた本を全部廃盤にしたり、それまで発信してきた noteのアカウントを完全に削除したりと、まぁ、まぁ、記録が残っていないのです。断片を洗いざらいして、だいたいこの辺にこんなことがあったよね。といった具合で、その当時の必死さを思い返します。

La razón por la que esta preciosa experiencia se ha vuelto ambigua es que durante la transición a la experiencia del despertar, estaba en el proceso de dejarlo todo. También cerré la tienda de piedra natural que comencé con 2 millones de yenes. Todos los libros que se han publicado hasta ahora han sido descontinuados. Eliminé por completo la cuenta que publicó el artículo hasta entonces. Bueno, bueno, no quedan registros. Recopilando fragmentos de recuerdos, tuve este tipo de experiencia por aquí. Como tal, es ambiguo. Recuerdo la desesperación de aquella época.

実際問題、当時は、本当に、それどころではなかった。
De hecho, en ese momento, era realmente confuso.

なぜならば、ヒーリングを人に伝えることにすら抵抗を覚えていたからです。こんな苦しい思いをするんだったら教えない方が良いのではないか、そもそも、アセンションや覚醒体験を望んでいる人がいるとも限らないし、僕のただの自己満足なんだったら、伝えることをやめた方がいいのではないかとか考えていました。
Porque me resistía incluso a hablarle a la gente sobre la curación. Es mejor no enseñar si vas a tener una experiencia tan dolorosa. En primer lugar, no todas las personas quieren la ascensión o una experiencia de despertar. Estaba pensando que si solo era mi autosatisfacción, debería dejar de decírselo.

しかし、その体験後、正常に戻っていく体と、健常になる心と、思いがけない発見。覚醒体験へと移り進む過程にて発生する胸腺（きょうせん）の感覚。もしかしたら、この胸腺（きょうせん）の感覚を用いたヒーリングを伝授すれば、世の中の誰かが救われるかもしれないと思うようになってくると、ヒーリングを伝えて行く原動力になっていきました。

　Sin embargo, después de esa experiencia, mi cuerpo volvió a la normalidad, mi mente se volvió saludable e hice un descubrimiento inesperado. Una sensación tímica que ocurre en el proceso de transición a una experiencia de despertar. Cuando comencé a pensar que tal vez alguien en el mundo podría salvarse si enseñaba la curación usando este sentido del timo, se convirtió en la fuerza impulsora para enseñar la curación.

　胸腺は人間の免疫機能の中枢、中核を担う存在で、コロナやガンから身を守るＴ細胞（Ｔリンパ球）を成熟させる器官であることがわかってきます。胸腺を活性化さすることさえできれば、人間の免疫機能を強化向上させることができると言えるのではないかと素人ながらに思えてならないわけであります。

　El timo juega un papel central en la función inmunológica humana, y ahora se sabe que es un órgano que madura las células T (linfocitos T) que protegen el cuerpo de la corona y el cáncer. No puedo dejar de pensar que si podemos activar el timo, podemos decir que podemos fortalecer y mejorar la función inmunológica humana.

そう言ったことが見えてきて、初めて、胸腺活性化ヒーリングを公開するに至った訳でありました。
　Fue a través de esta realización que pude publicar "Curación para activar el timo" por primera vez.

また、２０２２年７月１９日に、家庭内にコロナ陽性患者が出て保健所の指示に従い一週間程、隔離生活をしました。
　Además, el 19 de julio de 2022 había un paciente con corona positivo en casa y estuve en cuarentena durante aproximadamente una semana según las instrucciones del centro de salud pública.

　その際に胸腺活性化ヒーリングをして、どうなるのか様子をみてみたところ、僕自身、喉（のど）がイガイガするくらいの症状は出たものの、咳（せき）や発熱などの症状は出ることがなく、一週間の隔離生活を無事に過ごすことができました。
　En ese momento, probé la "Curación para activar el timo" para ver qué pasaba. Yo mismo tuve síntomas que me irritaron la garganta, pero no tuve ningún síntoma como tos o fiebre, y pude pasar una semana de cuarentena de manera segura.

　たまたま、僕にコロナが移らなかっただけか、胸腺活性化ヒーリングのおかげなのかはわかりませんが、難を逃れることができました。
　No sé si simplemente sucedió que no me contagié de coronavirus o debido a la "Curación para activar el timo", pero pude escapar de la dificultad.

また、コロナ陽性患者の方にも、胸腺活性化ヒーリングを伝授して、経過観察をしてみたところ、重症化せずに済んでいます。もちろん、薬のお陰もあってのことだとは思いますが、コロナ陽性患者の方が言うには、胸腺活性化ヒーリングを行うことによって気分的に楽になったと事後報告を受けています。

　Además, cuando enseñé la curación por activación del timo a los pacientes corona positivos y observé su progreso, no se volvieron severos. Por supuesto, creo que fue por el medicamento, pero he recibido informes de pacientes con corona positiva que se sintieron mejor después de realizar la curación por activación del timo.

　ちなみにですが、うちの家族は全員、稀に見る、ワクチン未接種者です。そんな環境でも軽症で済んでいます。
　Por cierto, mi familia es gente rara sin vacunar. Incluso en ese entorno, los síntomas son leves.

この経験後、２０２２年８月１０日に通院して血液検査を受けてきました。
　Después de esta experiencia, fui al hospital el 10 de agosto de 2022 y me hicieron un análisis de sangre.

　覚醒体験へと移り進む過程で奇跡的に血液検査をした結果と、覚醒体験を経てコロナにも打ち勝った後に血液検査をした結果を見比べてみると面白い結果が見えてきます。
　Si comparas los resultados de un análisis de sangre realizado milagrosamente en el proceso de pasar a la experiencia del despertar y los resultados de un análisis de sangre después de superar el coronavirus después de la experiencia del despertar, verás resultados interesantes.

２０２２年５月１８日（覚醒体験前）
　リンパ球数（実数）　1810.0 /MCL
　好中球（実数）4250.0 /MCL

18 de mayo de 2022 (antes de la experiencia del despertar)
　Conteo de linfocitos (número real) 1810.0 /MCL
　Neutrófilos (número real) 4250.0/MCL

２０２２年８月１０日（覚醒体験後）
　リンパ球数（実数）　2400.0 /MCL
　好中球（実数）2520.0 /MCL

10 de agosto de 2022 (después de la experiencia del despertar)
　Conteo de linfocitos (número real) 2400.0 /MCL
　Neutrófilos (número real) 2520.0/MCL

　もちろん、５月は花粉やカビが増殖する期間であることなど考察すると、季節的な数値の変化もあるでしょうし、一概にリンパ球数が上がっていれば良いと言う訳でもなくて、バランスが取れていることが求められています。
　Por supuesto, considerando que el polen y el moho crecen en mayo, habrá cambios estacionales en los números. Parece que no es necesariamente bueno si el número de linfocitos está aumentando. Como resultado, se requiere un saldo.

　なぜならば、リンパ球数が異常に高くなると、それはそれで病気と疑われますし、リンパ球数が異常に低くなると、それはそれで病気を疑われます。

Esto se debe a que cuando el recuento de linfocitos es anormalmente alto, se sospecha que es una enfermedad, y cuando el recuento de linfocitos es anormalmente bajo, se sospecha que es una enfermedad.

ですので、一概に量が多ければ良いと言うことではなくて、バランスが取れていて、尚且つ、活性化されていることが肝となります。
　Por lo tanto, no es necesariamente que cuanto mayor sea la cantidad, mejor, pero es importante que esté bien equilibrado y activado.

ですので、この数値から胸腺が活性化されたと判定することはできないと自覚しますが。結果的に数値は良いなぁって思っています。今、俺、健全だ。
　Por lo tanto, soy consciente de que no es posible juzgar que el timo se active a partir de este valor. Creo que los números son buenos como resultado. Estoy saludable ahora.

また、胸腺活性化ヒーリングで胸腺が活性化されたと評価する方法が見つかっていない現状に気が付いています。どうすれば、胸腺が活性化されたと評価できるのか知りたいなぁと思い始めています。

　Además, soy consciente de la situación actual en la que no se ha encontrado ningún método para evaluar que el timo haya sido activado mediante la "Curación para activar el timo". Empiezo a preguntarme cómo puedo evaluar que el timo está activado.

　答えは見えているんだけど、どうやれば実証できるのかが謎なんです。
　Puedo ver la respuesta, pero cómo probarlo es un misterio.

　これからの課題だと自認しております。
　Estoy convencido de que esto será un tema para el futuro.

おわりに EN CONCLUSIÓN

　本編にある愛と友情を用いたエネルギーの使い方を実践していきますと、3ヶ月後から半年後あたりで、ハートに昇る龍となる、上昇気流（アセンション）が起こるようになります。
　Si practica cómo usar la energía usando el amor y la amistad presentados en la parte principal, después de unos 3 a 6 meses, se producirá una corriente ascendente (ascensión) como un dragón que sube a su corazón.

　初めて起きた時、驚きました。そして、愛と友情のエネルギーを用いることの素晴らしさに気づくようになります。
　Cuando ocurrió la primera ascensión, me quedé asombrado. Y te darás cuenta de lo maravilloso que es usar la energía del amor y la amistad.

　上昇気流（アセンション）は実際に起こるものだと、実在する話だと信じるようになりました。
　Llegué a creer que la ascensión era algo real, una historia real.

そして、上昇気流（アセンション）を続けて行った結果、ハートから喉奥（のどおく）へと上昇気流（アセンション）が移り進んで行きます。

　Y como resultado de continuar la corriente ascendente, la corriente ascendente se mueve desde el corazón hasta la parte posterior de la garganta.

　さらに、上昇気流（アセンション）を進めていきますと、頭蓋（ずがい）の中へと移り進んで行きます。しかし、ここまでは、純粋な快楽です。心地の良いものですし、幸せを享受（きょうじゅ）していました。

　Además, a medida que continúa avanzando en la corriente ascendente (ascensión), se moverá hacia el cráneo. Pero hasta ahora, es puro placer. Se sentía bien y yo estaba feliz.

　しかし、僕の例で言いますと、愛と友情を用いたエネルギーの使い方を実践し始めて２年と１０ヶ月が過ぎた頃、頭蓋（ずがい）の中へと移り進んだ先、頭頂部に上昇気流が移り進んで行く最中（さなか）に、地獄の苦しみが現れ出でました。

　Sin embargo, después de 2 años y 10 meses de usar la energía del amor y la amistad, la corriente ascendente se trasladó al cráneo y continuó con una mayor ascensión. Como resultado, el dolor del infierno apareció en medio de la corriente de aire ascendente (ascensión) moviéndose hacia la parte superior de la cabeza.

それまでの快楽とは一変して踠(もが)き苦しみます。寒気や悪寒や恐怖や不安にさいなまれ、苦楽を共にするアセンションへと進化していきました。

Es completamente diferente al placer hasta entonces, y voy a sufrir. Escalofríos, miedo y ansiedad. Se ha convertido en una corriente ascendente (ascensión) que comparte dolor y alegría.

この先に起こる覚醒体験のことは、本書で詳しく説明してあります。是非、本書をループして読み起こして見てください。

La experiencia del despertar resultante se describe en detalle en este libro. Por favor, lea este libro una y otra vez.

それでは、最後に、胸腺活性化ヒーリングを伝授します。
Finalmente, te enseñaré la "Curación para activar el timo".

胸腺（きょうせん）活性化ヒーリング
Curación para activar el timo

若き日のあなたにお伝え申します。
Te enseñare.

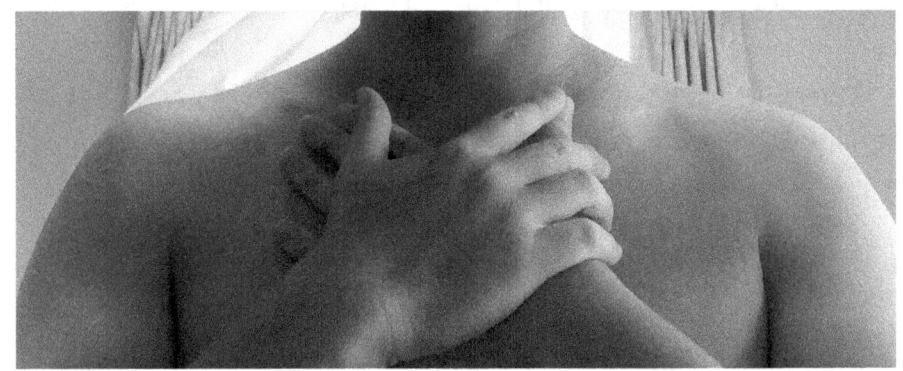

　まず、左手親指を左側の鎖骨に当たるようにセットして、左手人差し指を右側の鎖骨に当たるようにセットしていただきます。そして、右手親指を左手人差し指上あたりに置き、右手人差し指を左手親指上あたりに置いてください。

　Primero, coloque su pulgar izquierdo sobre su clavícula izquierda y su dedo índice izquierdo sobre su clavícula derecha. Coloque su pulgar derecho sobre su dedo índice izquierdo y su dedo índice derecho sobre su pulgar izquierdo.

　正確ではありませんが、だいたいその辺りに胸腺があると想像してください。そもそも、胸腺の位置は覚醒体験へと進む過程で体感していくことなので、ここでは言及を避けておきます。だいたい、あってればOKです。

No es exacto, pero imagina que hay una entidad llamada timo.

それでは、息をふぅ〜っと吐き出してください。息を吐き出しきったら、素早く息を吸い込み、ゆっくり息を吐き出しながら、胸腺に伝えていきます。
　Concéntrate en tu respiración.
　Dilo en tu mente mientras exhalas.

あなた様に愛と友情をささげます。
わたしはあなた様を愛しております。
わたしはあなた様と友達です。
Te doy amor y amistad.
Te amo.
tu y yo somos amigos

声に出さず、心の声でお呟（つぶや）きください。これを息継ぎのたびに繰り返していきます。今のあなたに、時間的余裕があるなら、そのまま瞑想をしましょう。※特に瞑想する時間に決まりはありません。あなたの赴（おもむ）くままに心地よいだけ行っていただけたらと思います。
　Por favor, no lo digas en voz alta, sino susúrralo en tu corazón. Repite esto con cada respiración. Si tienes tiempo ahora, meditemos tal como es. *El tiempo de meditación es gratis. Me gustaría que vayas tan cómoda como quieras.

ハートの中心より出てまいります、愛と友情のエネルギーの感覚を感じられた方はいらっしゃいますか？または、イメージやビジョン、サウンドやミュージック、動画や物語など、様々な形で何かを見せてくれるかもしれません。

¿Alguno de ustedes puede sentir la energía de amor y amistad que emana de su corazón? O pueden mostrarnos algo en varias formas, como imágenes, sonidos o historias.

そんな感覚、感じがきたら、自分でこさえないで、もっと見せてくださいと言うように、抗わずに進んで体験していきましょう。これは自己に内在する存在が動き出しているその証拠なんです。

Si te sientes así, no te contengas y sigue adelante y experiméntalo como si quisieras ver más. Esta es la prueba de que el ser interior que es inherente al yo está comenzando a moverse.

また、愛と友情のエネルギーの使い方をして起きたことは忘れないうちにメモにとっておきましょう。

Además, tome nota de lo que sucedió antes de que lo olvide.

僕の本はこのメモから作られています。

Mi libro está hecho a partir de este memorándum.

www.ingramcontent.com/pod-product-compliance
Lightning Source LLC
Chambersburg PA
CBHW052347220526
45465CB00003BA/993